授

預防結石，從日常生活做起

透過日常飲食和生活習慣 遠離惱人的結石問題

監修
前慶應義塾大學特任教授
東京・日本橋栗原診所院長
栗原毅

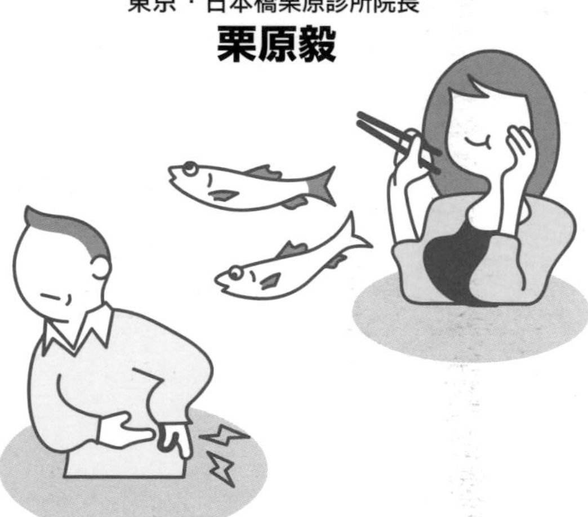

Part 1 預防【膽結石、尿路結石】的飲食祕訣以及89道推薦料理……5

Part2 預防【膽結石】的10個飲食祕訣……69

Part3 預防【腎結石】的8個祕訣……87

Part 1

預防【膽結石、尿路結石】的飲食祕訣以及89道推薦料理

管理營養士　料理研究家
檢見崎聰美

管理營養士　料理家
金丸繪里加

「なすび亭」老闆
吉岡英壽

管理營養士
岩崎啟子

營養士
Dannomariko

松生診所院長
松生恒夫

管理營養士
秋山里美

管理營養士 「Le Rire」老闆
堀 知佐子

食品料理搭配師　營養士
落合貴子

帝京平成大學健康營養學科副教授
野口律奈

4000 Chinese Restaurant 老闆
菰田欣也

「分とく山」總料理長
野崎洋光

（依內文順序排列）

營養價值參考日本文部科學省「日本食品標準成分表2015年版（七訂）」。

解決
【膽結石、尿路結石】的元兇
降低「膽固醇」料理

日本人的膽石有80%是因為膽汁的膽固醇濃度過高所形成的膽固醇結石，所以多吃降膽固醇的料理非常重要（詳情請參考70～72頁）。

高蛋白質

只要先醃過，少量的肉也能滿足你的胃

味噌串燒牛肉

食材（2人份）

牛腿肉片…150g

A
- 味噌…1大匙
- 長蔥（切成蔥花）…10㎝的量（20g）
- 薑泥…1小匙
- 蒜泥…¼ 小匙

高麗菜…½ 片（20g）

作法

❶將牛肉切成5㎝寬，再以食材A揉醃。
❷將步驟①的食材分成10等分，再以竹籤串起來。
❸放入烤箱烤5～6分鐘，直到焦香。盛盤後，放一片高麗菜當配料。

（檢見崎聰美）

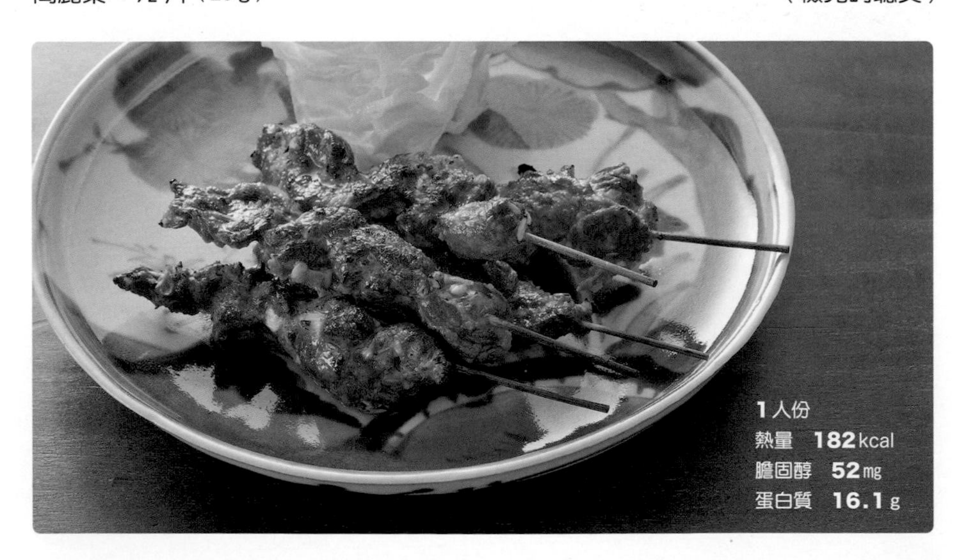

1人份
熱量　182kcal
膽固醇　52㎎
蛋白質　16.1g

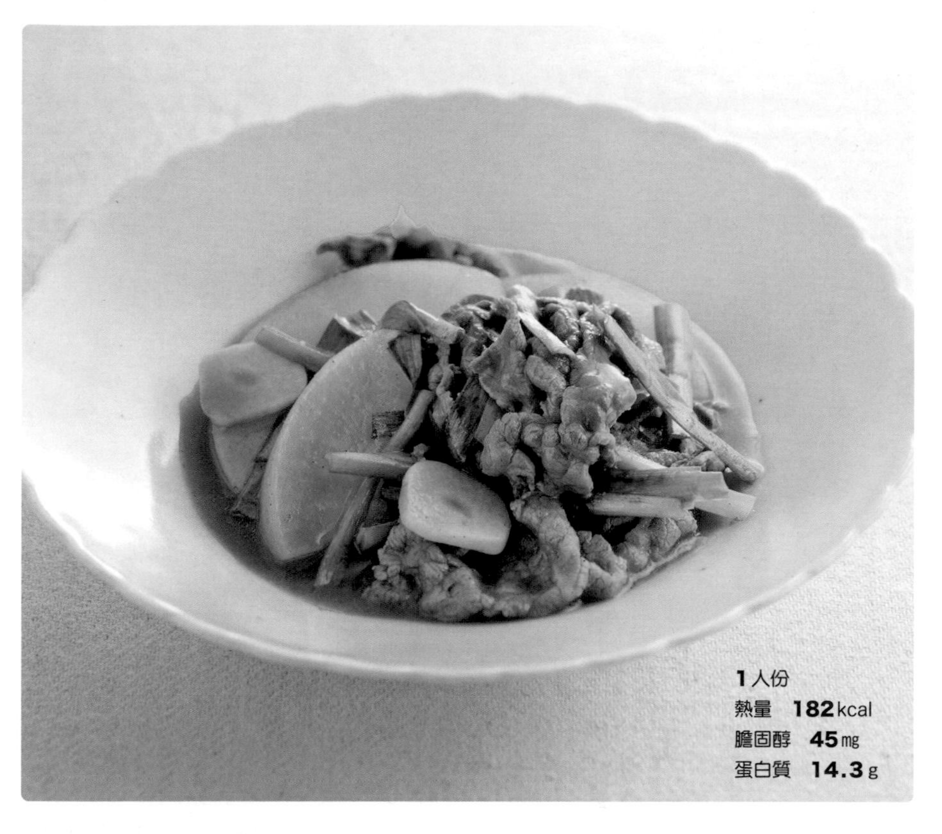

1人份
熱量 **182**kcal
膽固醇 **45**mg
蛋白質 **14.3**g

恰到好處的辣度讓風味更突出

韓式蘿蔔燉牛肉

食材（2人份）

牛腿肉片…130g
蘿蔔…3cm（90g）
大蒜…1瓣
韭菜…3、4根（20g）
麻油…1小匙

A 酒、太白粉…各1小匙

B 水…1杯
醬油…1又⅓大匙
味醂…1大匙
辣椒粉或一味辣椒粉…½小匙

作法

❶將牛肉切成方便入口的大小，再以食材**A**揉醃。蘿蔔切成1cm厚的半月形薄片，再將大蒜切成薄片，並將韭菜切成4cm長。
❷將油倒入鍋中，熱油後倒入步驟①的蘿蔔與大蒜炒至上色，再倒入食材**B**，蓋上鍋蓋，以中火煮5分鐘。
❸倒入步驟①的牛肉，一邊撥散牛肉，一邊煮3～4分鐘，牛肉熟透後再倒入韭菜快速拌炒一下。

（金丸繪里加）

高蛋白質

低卡路里的里肌肉搭配微酸的黃芥末醬，佐以濃醇豆漿

黃芥末香煎豬里肌肉

食材（2人份）

豬里肌肉塊…170 g
豆漿（成分無調整）…½ 杯
鹽…¼ 小匙
低筋麵粉…½ 大匙
橄欖油…1小匙
顆粒黃芥末醬…½ 大匙
水芹菜…適量

作法

❶將豬肉切成1～1.5㎝厚，再稍微拍扁，讓肉質變軟。撒鹽後，裹一層低筋麵粉。
❷以平底鍋熱油後，將步驟①的食材煎至兩面上色，再倒入豆漿，蓋上鍋蓋，以小火悶煮8～10分鐘。
❸倒入顆粒黃芥末醬，再攪拌至黃芥末醬均勻沾附肉片表面即可盛盤。可附上水芹菜點綴。

（金丸繪里加）

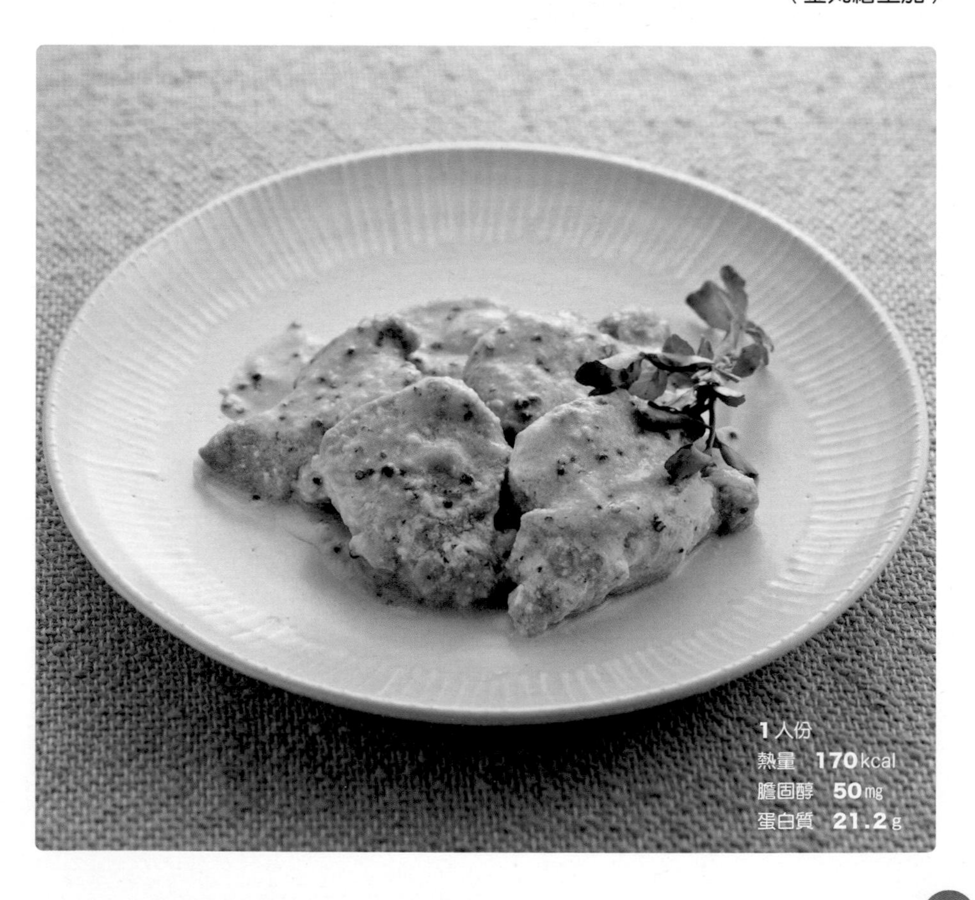

1人份
熱量 170kcal
膽固醇 50㎎
蛋白質 21.2g

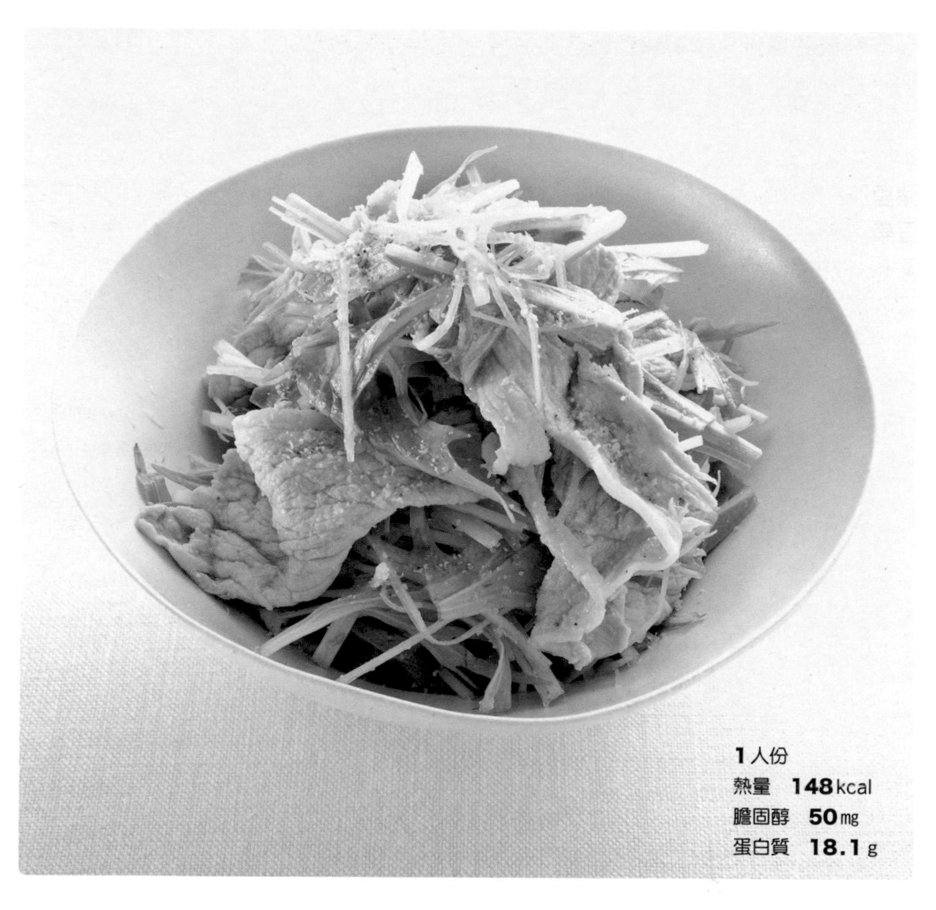

1人份
熱量 **148**kcal
膽固醇 **50**mg
蛋白質 **18.1**g

清脆口感與清爽滋味相輔相成

汆燙青蔥豬肉佐黃芥末醬

食材（2人份）

豬腿肉片（火鍋肉片）…150 g
長蔥…½ 根（30 g）
水菜…2把（50 g）
白芝麻粉…1小匙

A
醬油…1大匙
醋…2小匙
黃芥末醬…1小匙

作法

❶長蔥先切成4㎝長的細絲，水菜則切成3～4㎝長。與食材**A**一起倒入調理盆拌勻。

❷將一大鍋水煮至80度之後，倒入攤開的豬肉片快速汆燙一下，再瀝乾水分，然後趁熱倒入步驟①的調理盆，再拌入長蔥。最後可拌入水菜點綴。盛盤後，撒點白芝麻粉增添香氣。

（金丸繪里加）

高蛋白質

利用山藥泥讓容易乾柴的雞胸肉變得滑嫩美味

半熟雞肉佐山藥泥

食材（2人份）

雞胸肉（去皮）
…1小塊（150g）

山藥…80g

A
- 熱水…¼杯
- 酒…1大匙

B
- 高湯…¼杯
- 醬油…½小匙
- 鹽…⅙小匙

小黃瓜…⅓根（30g）

蕃茄…⅓顆（50g）

茗荷…1大顆（20g）

作法

❶將雞胸肉與食材**A**倒入鍋中，蓋上鍋蓋，以中火煮滾，再轉成小火悶煮7～8分鐘。關火後，讓雞胸肉先放在鍋中。雞胸肉放涼後，切成5㎜厚度。

❷將削完皮的山藥泡在醋水20分鐘，接著一邊沖水，一邊刷掉山藥表面的黏液，然後擦乾水分。將山藥切成一口大小之後，放入保鮮袋，再以磨缽棒拍成看不見半點顆粒的泥狀，倒入食材**B**攪拌均勻。

❸將切成薄片的小黃瓜、切成半月形的蕃茄片、步驟①的食材盛入盤中，再淋上步驟②的食材。最後附上先切成兩半，再切成小段的茗荷當點綴。

（検見崎聰美）

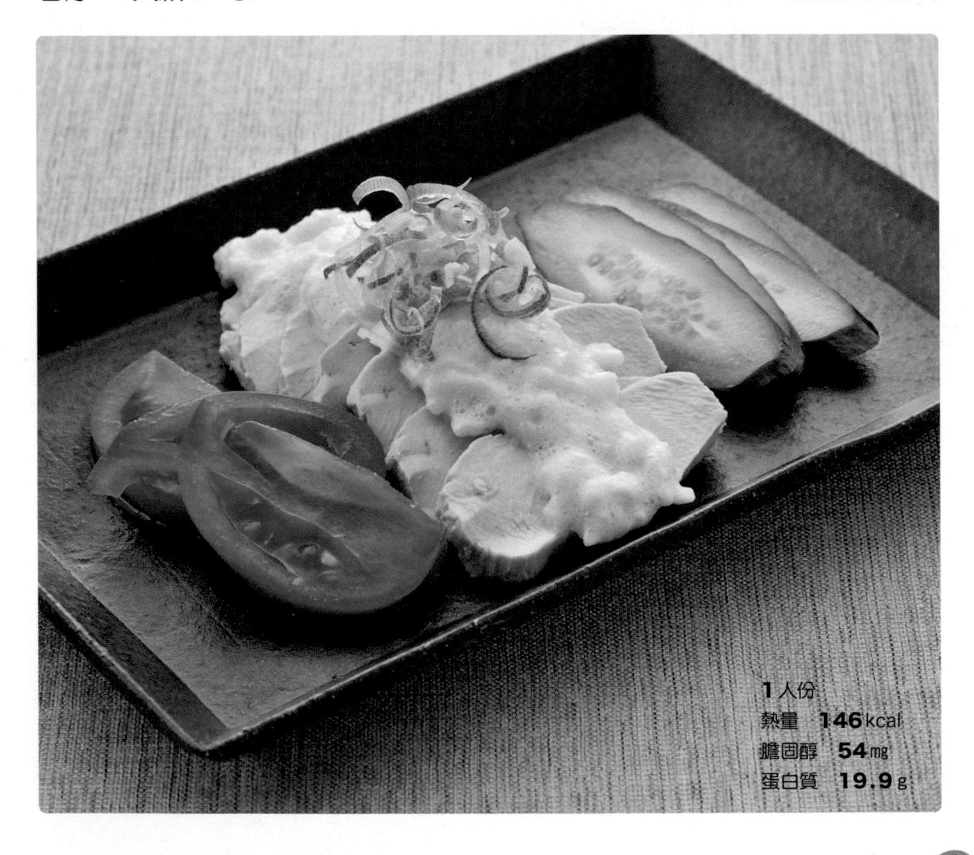

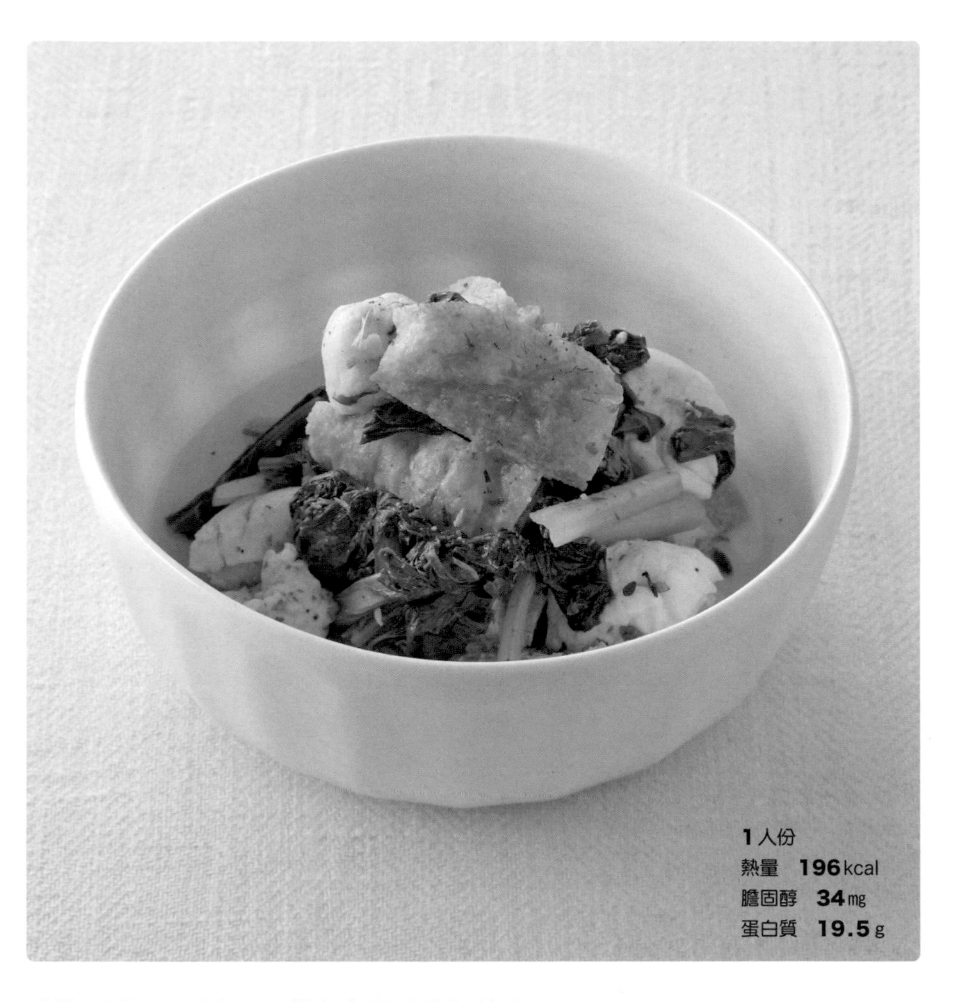

1人份
熱量 196kcal
膽固醇 34mg
蛋白質 19.5g

味道很清淡又低卡，卻帶有高湯的馥郁滋味

涼拌小松菜油豆皮雞柳

食材（2人份）
雞柳…2條（100g）
小松菜…½把（130g）
油豆皮…1片（50g）
A 高湯…1又½杯
醬油、味醂…各1大匙
七味辣椒粉…適量

作法
❶雞柳先去筋，再切成3cm長。小松菜先汆燙，再切成3cm長。油豆皮先對半切，再切成1cm寬。
❷將食材**A**與步驟①的食材倒入鍋中，以小火慢慢煮。
❸雞柳熟透後，將所有食材盛盤，再撒上七味辣椒粉增添香氣。（吉岡英壽）

高蛋白質

利用蔬菜與芥末提味，就能利用少許的鹽創造層次豐富的滋味！

義式芥末生魚片

食材（2人份）

鯛魚（生魚片等級）…120 g

蘿蔔嬰…1包（40 g）

茗荷…2個（30 g）

青紫蘇…4片（4 g）

A
- 柑橘醋…1又½ 大匙
- 橄欖油…2小匙
- 芥末泥…½ 小匙

作法

❶鯛魚先切成薄片，鋪在盤子裡。

❷將蘿蔔嬰切成3～4等分，再將青紫蘇切成細絲。將這兩樣食材放入水中，再撈出來瀝乾水分。

❸將步驟②的食材鋪在步驟①的食材上面，再淋幾圈預拌完成的食材**A**。

（金丸繪里加）

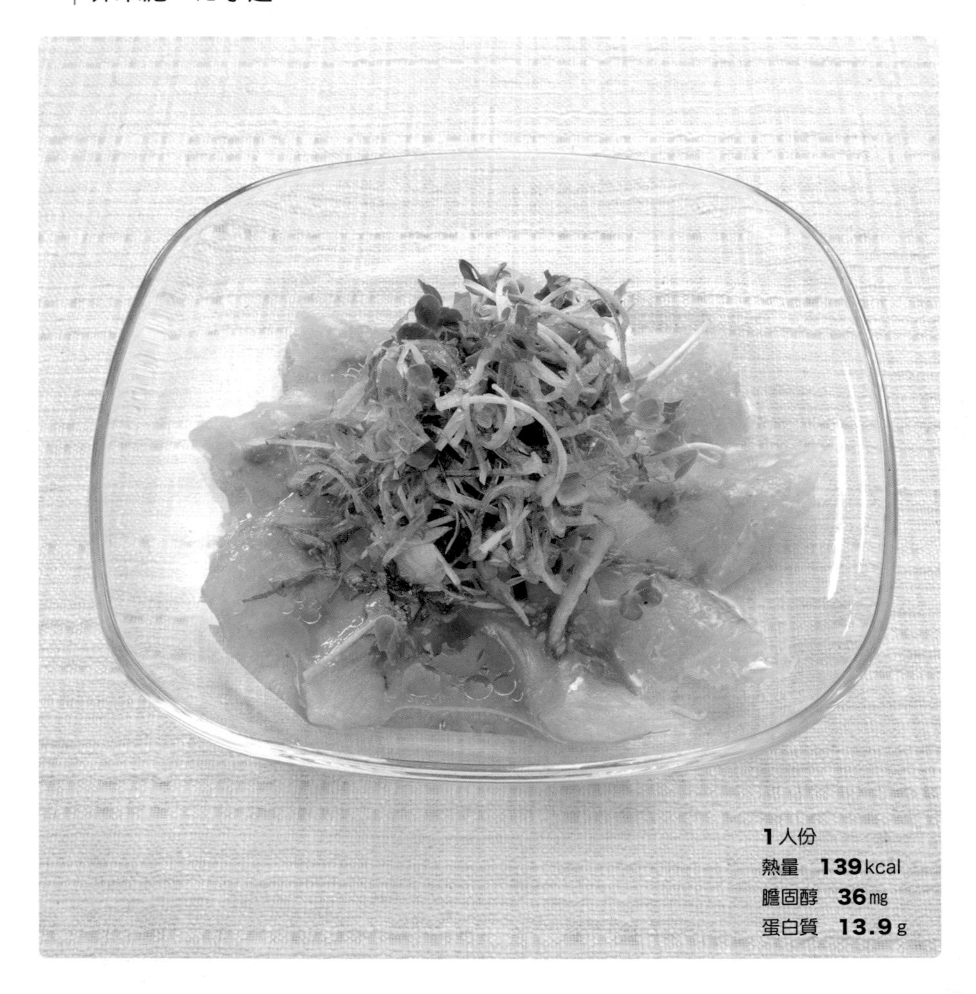

1人份
熱量 **139** kcal
膽固醇 **36** mg
蛋白質 **13.9** g

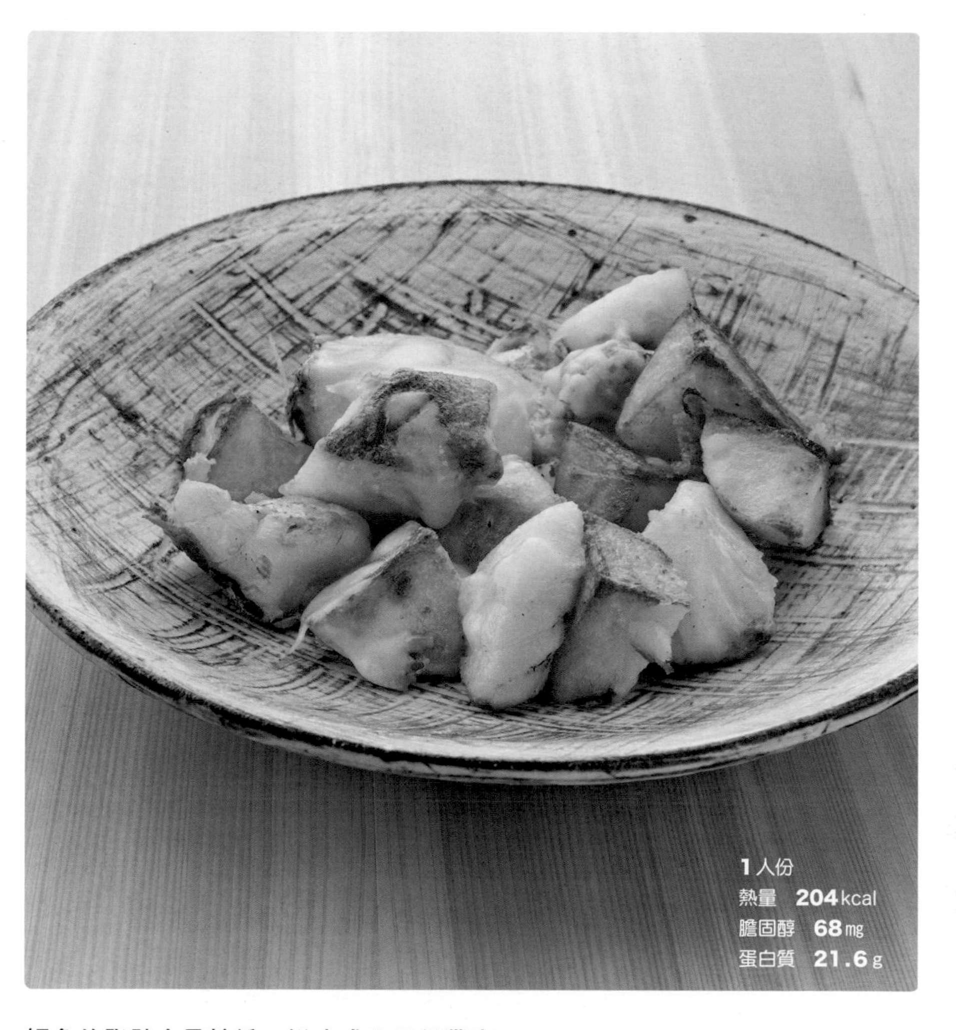

鱈魚的脂肪含量較低，鮮味成分卻很豐富

起司香煎鱈魚馬鈴薯

食材（2人份）

生鮮鱈魚…2塊（200g）
馬鈴薯…2小顆（150g）
橄欖油…½ 大匙
披薩專用起司…25g
胡椒…少許

作法

❶將去皮的馬鈴薯切成一口大小，把表面洗乾淨，然後燙熟，直到變軟。鱈魚則切成一口大小。
❷以平底鍋熱油後，將馬鈴薯煎到表面上色，再放入鱈魚，煎至兩面變色。
❸撒一些起司與胡椒後，蓋上鍋蓋，悶煎2～3分鐘。

（檢見崎聰美）

高蛋白質

鮪魚富含EPA與DHA，蘿蔔泥則能幫助消化

半熟鮪魚

食材（2人份）

鮪魚（瘦肉，生魚片等級）…200g
青紫蘇…6片（6g）
茗荷…2顆（30g）
蘿蔔…3cm（100g）
鹽、胡椒…各少許
麻油…1小匙
A 柑橘醋醬油…2大匙
芥末泥…適量

作法

❶將切成細絲的青紫蘇與切成小段的茗荷泡入冷水之後，撈出來瀝乾水分，拌在一起。蘿蔔先磨成泥。
❷在鮪魚的其中一面劃出密密麻麻的花刀，再撒點鹽與胡椒，然後放入熱好油的平底鍋，快速煎至兩面變色為止。
❸將步驟②的食材放入盤中，再鋪上步驟①的食材，並淋上攪拌均勻的食材**A**。

（金丸繪里加）

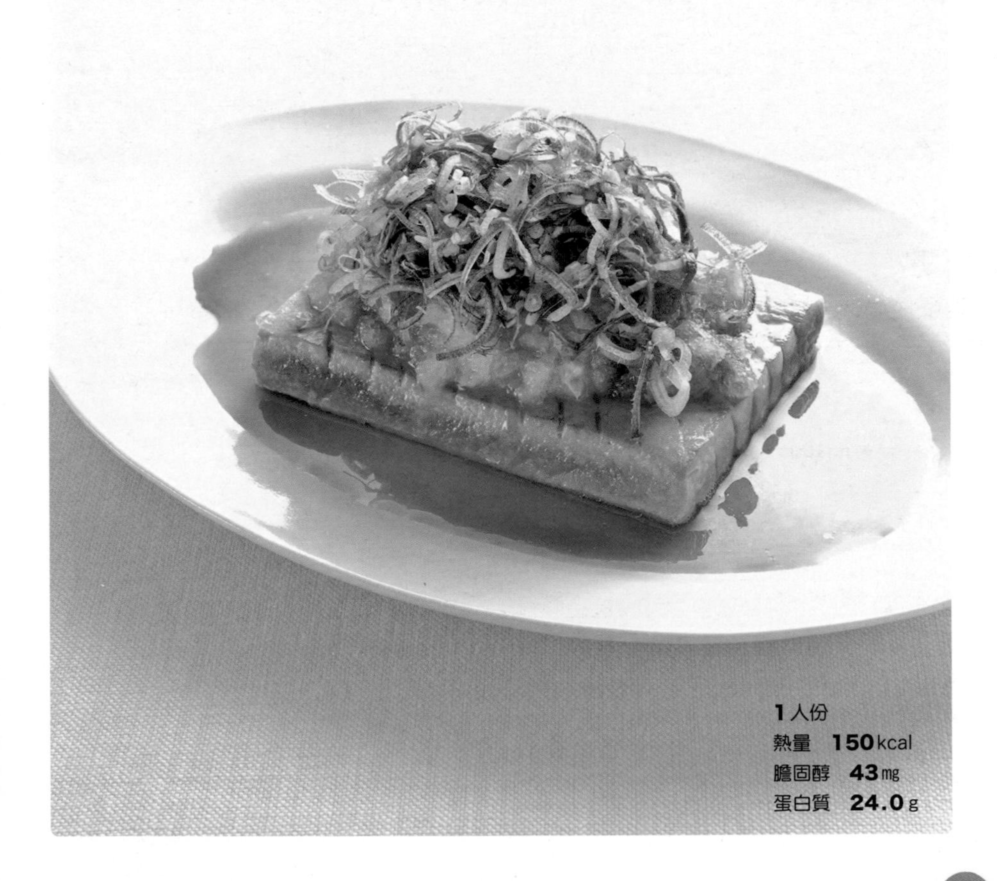

1人份
熱量 **150**kcal
膽固醇 **43**mg
蛋白質 **24.0**g

1人份
熱量 151 kcal
膽固醇 43mg
蛋白質 14.5g

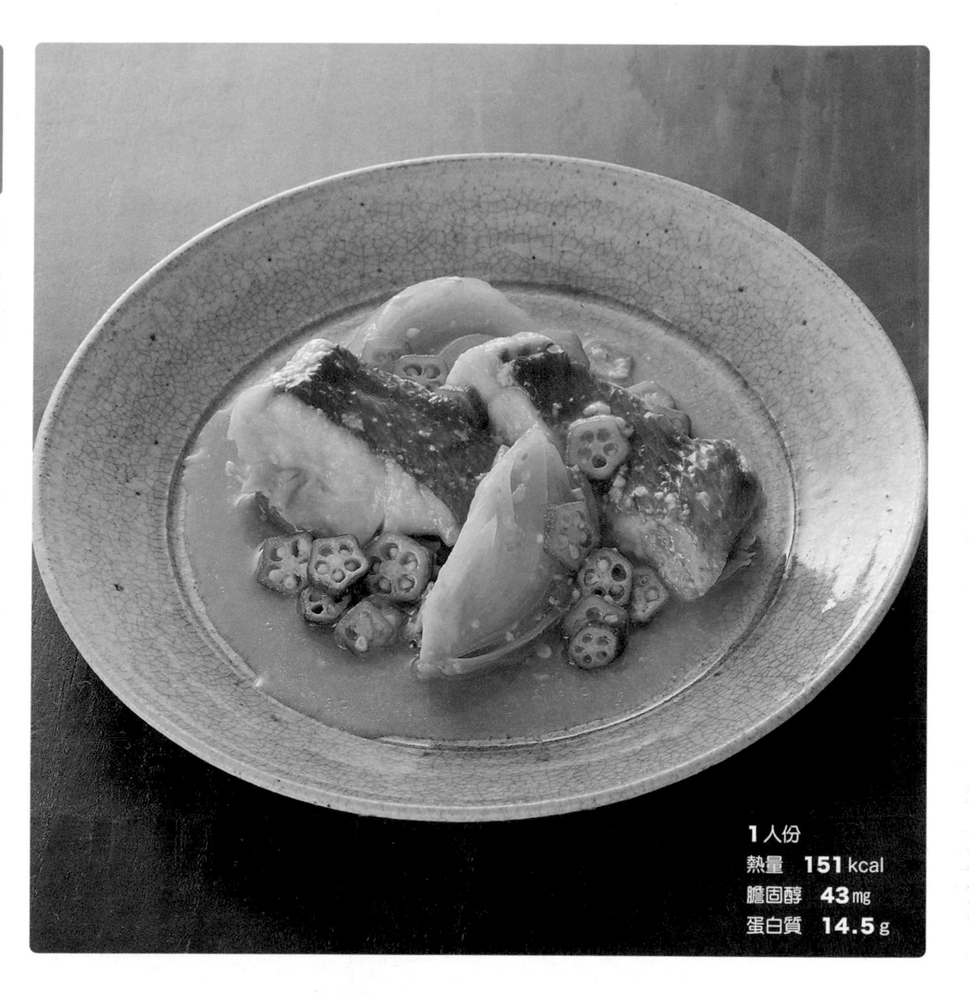

利用洋蔥的甜味整合所有味道

味噌秋葵金眼鯛

食材（2人份）

金眼鯛…2小塊（140g）

洋蔥…½顆（100g）

秋葵…4根（40g）

A 高湯…1又¼杯
味噌…2小匙

作法

❶將金眼鯛切成兩半，洋蔥切成4等分的半月形。

❷秋葵切成小段。

❸將食材**A**倒入鍋中，以中火煮滾後，放入步驟①的食材，再將鍋蓋直接壓在食材上（落蓋），燉煮10～12分鐘。

❹食材都煮熟之後，倒入步驟②的食材再煮個1～2分鐘即可。

（檢見崎聰美）

高蛋白質

利用梅乾讓料理的風味更有變化

照燒梅乾豆腐

食材（2人份）

板豆腐…1塊（300g）
豆芽菜…½包（100g）
梅乾（鹽分17%）…1大顆（8g）

A
高湯…2大匙
醬油…½小匙
味醂…1小匙

低筋麵粉…適量
麻油…½大匙
蔥…適量

作法

❶將燙熟的豆芽菜放在瀝網上面瀝乾水分。豆腐先切成6塊，再用餐巾紙吸乾表面的水分。

❷梅乾先去籽，再用菜刀將梅乾的果肉剁成泥，然後與食材A拌勻。

❸在豆腐面積較大的兩面裹上低筋麵粉，再放入熱好油的平底鍋，以中火煎至兩面變色，再倒入步驟②的食材，讓食材均勻包覆豆腐表面。

❹盛盤後，附上一些豆芽菜，再撒一點蔥花。

（檢見崎聰美）

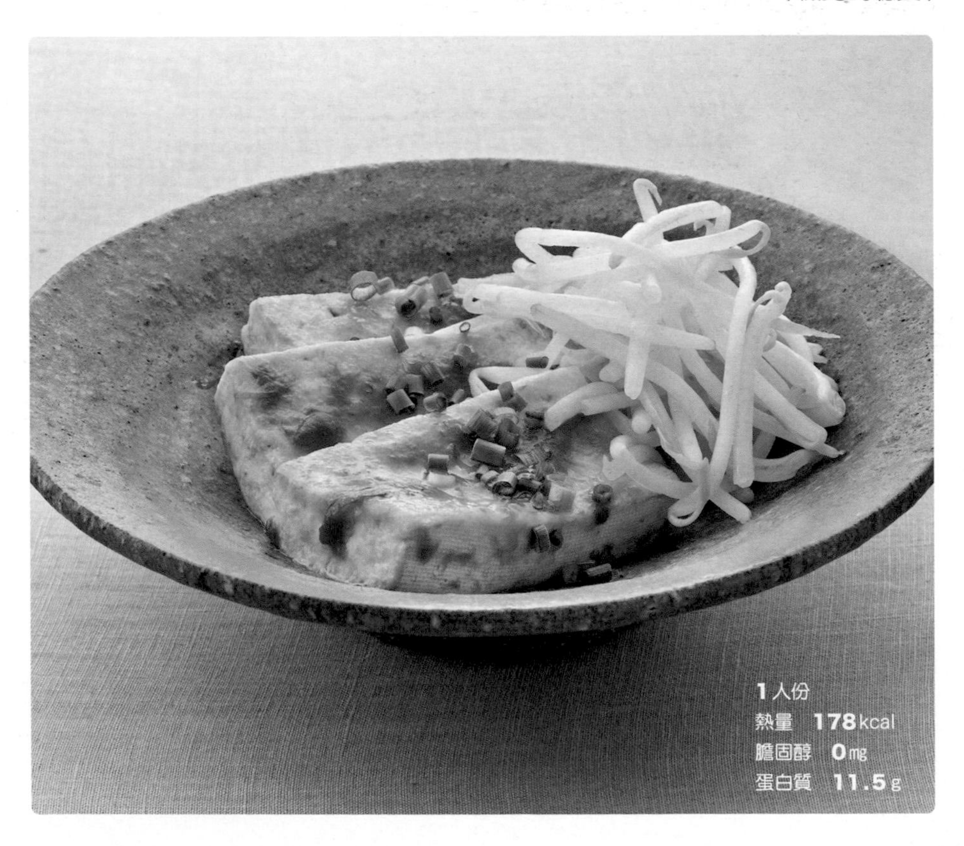

1人份
熱量 178kcal
膽固醇 0mg
蛋白質 11.5g

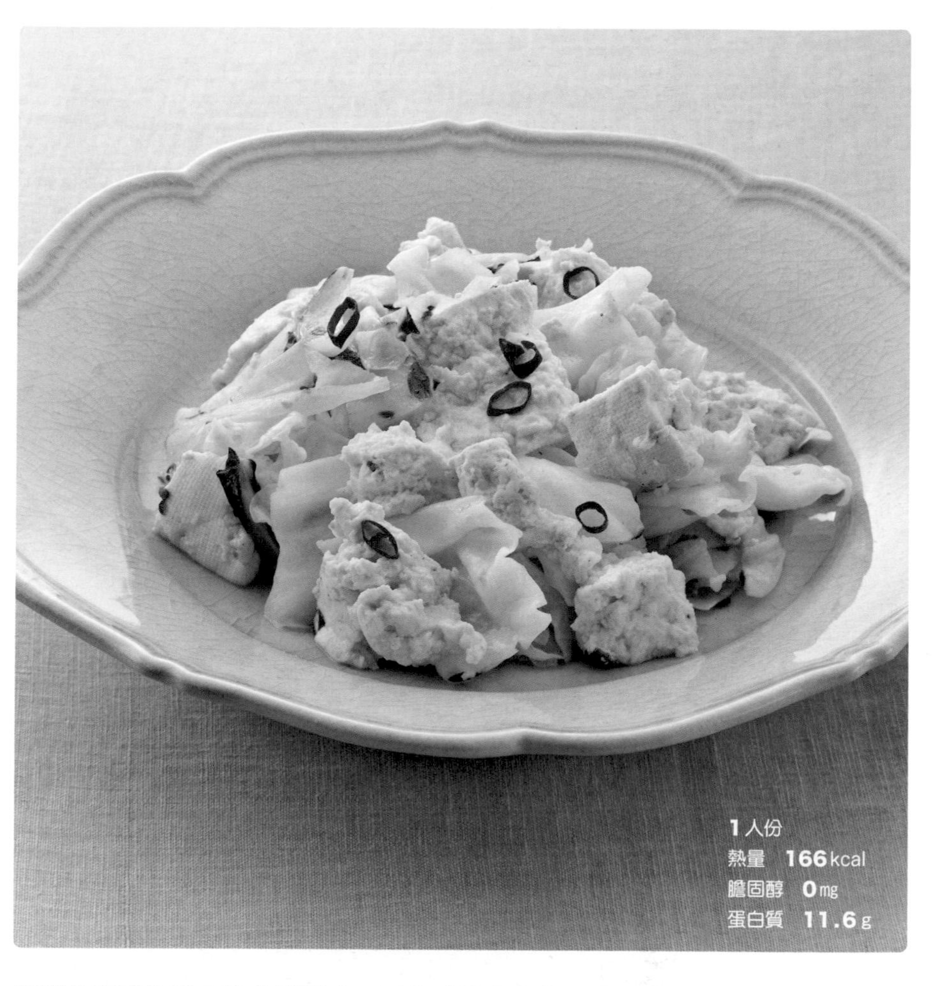

鮮甜的高麗菜與大蒜非常對味，豆腐碎塊很有飽足感

蒜炒豆腐高麗菜

食材（2人份）

板豆腐…1塊（300g）
高麗菜…¼顆（250g）
橄欖油…½大匙
A | 蒜末…½瓣
　 | 紅辣椒小段…少許
鹽…¼匙

作法

❶高麗菜先切成一口大小。
❷將油與食材**A**倒入平底鍋之後，以中火爆香，倒入高麗菜稍微炒一下，然後倒入豆腐碎塊，蓋上鍋蓋，悶煮2～3分鐘。
❸煮到高麗菜的顏色變得鮮亮之後，掀開鍋蓋，再撒鹽調味。

（檢見崎聰美）

利用葫蘆乾讓味道清淡的雞柳多點變化

串燒葫蘆乾雞柳

膳食纖維

食材（2人份）

雞柳（去筋）…4條（200g）

葫蘆乾…100㎝（8g）

梅乾（鹽分17%）…1大顆（8g）

A 麻油、砂糖…各½小匙
醬油…¼小匙

高麗菜…¼顆（250g）

作法

❶葫蘆乾先沖洗乾淨，再以鹽（另外準備）揉醃。沖掉表面的鹽之後，泡在水中20分鐘。泡發後，瀝乾水分，再水煮20分鐘，然後切成8等分。

❷雞柳先直刀切成2半。

❸將步驟①的食材疊在步驟②的食材上面，再將竹籤當成縫針，上下串起步驟①與②的食材。放在烤魚架烤8～10分鐘。

❹梅乾去籽後，以菜刀將果肉剁成泥，再與食材**A**拌勻。

❺將步驟④的食材塗在步驟③的食材表面再盛盤。最後附上一些高麗菜就完成了。

（檢見崎聰美）

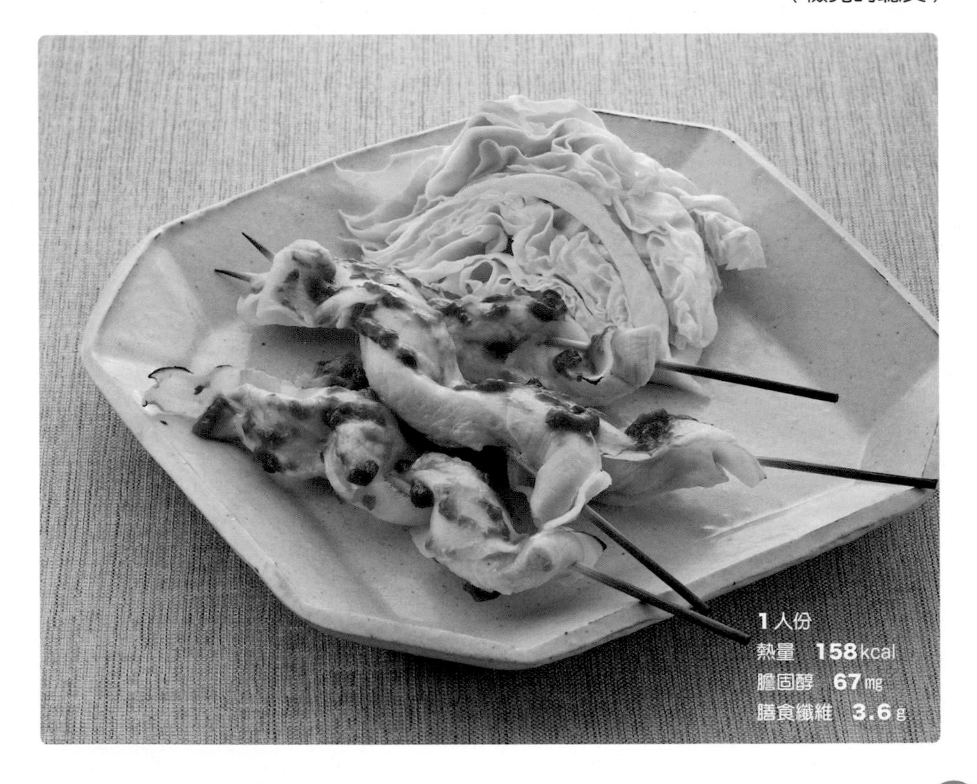

1人份
熱量 158kcal
膽固醇 67㎎
膳食纖維 3.6g

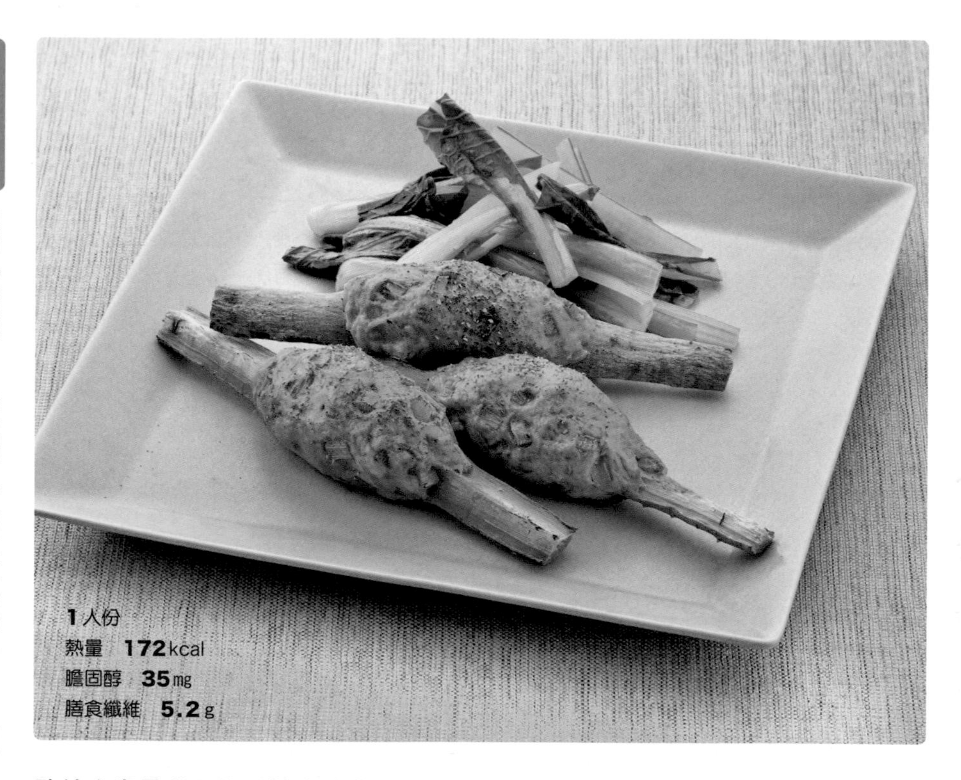

1人份
熱量 **172**kcal
膽固醇 **35**mg
膳食纖維 **5.2**g

豬絞肉盡量選用脂肪較少的瘦肉

牛蒡豬肉丸子

食材（2人份）

豬絞肉（瘦肉）…120 g
牛蒡…¾ 根（150 g）
小松菜…⅓ 把（100 g）
A | 醬油…½ 大匙
　 | 味醂…1 小匙
麻油…½ 大匙
山椒粉…少許

作法

❶牛蒡切成兩半，再剖成4等分，然後水煮13～14分鐘。小松菜切成3～4㎝長。

❷將步驟①的2根牛蒡切成5㎜立方的丁狀，與豬肉一同倒入調理盆。攪拌均勻後，分成6等分，裹在剩下的牛蒡表面，然後用力捏緊塑形。

❸將步驟②的食材放在烤魚架烤8～10分鐘。將拌勻的食材**A**倒入耐熱容器，接著在不封保鮮膜的情況下，微波加熱40秒。利用刷子將食材**A**抹在豬肉的表面，再將豬肉放回烤架烤30～40秒。重覆這個步驟3至4次，直到表面烤出顏色為止。

❹利用平底鍋熱油後，倒入小松菜炒熟，再與步驟③的食材一同盛盤。最後撒一點山椒粉調味。

（檢見崎聰美）

用具有調理腸胃效果的芋艿打造口感豐富的佳餚

涼拌味噌蔥花芋艿

食材（2人份）

芋艿…3顆（180g）

蔥…4根（20g）

A | 味噌…約1大匙（15g）
味醂…1小匙
水…1大匙

麻油…½小匙

作法

❶利用保鮮膜封住帶皮的芋艿後，放入微波爐加熱3分鐘。拿出來之後去皮。

❷以平底鍋熱油後，倒入切成細蔥花的蔥，快速爆香一下，再倒入食材**A**炒成蔥花味噌醬。

❸將步驟②的食材淋在步驟①上面。

（金丸繪里加）

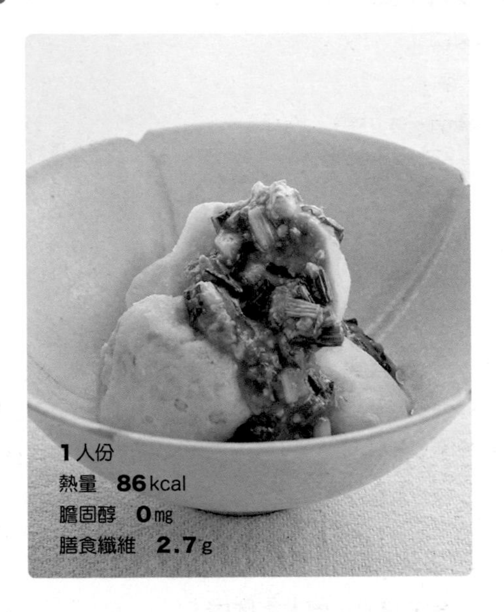

1人份
熱量 **86**kcal
膽固醇 **0**mg
膳食纖維 **2.7**g

蘿蔔乾富含維生素與礦物質，且口感豐富

涼拌芝麻蘿蔔乾水菜佐黃芥末醬

食材（2人份）

蘿蔔乾…20g

水菜…⅕把（30g）

A | 白芝麻粉…1又½小匙
醬油…1又½小匙
醋…1小匙
黃芥末醬…⅙小匙

作法

❶將搓洗乾淨的蘿蔔乾放入水中浸泡15分鐘。泡發後，瀝乾水分，再切成方便入口的大小。水菜先切成4cm長。

❷將拌勻的食材**A**倒入步驟①的食材再拌勻。

（岩崎啟子）

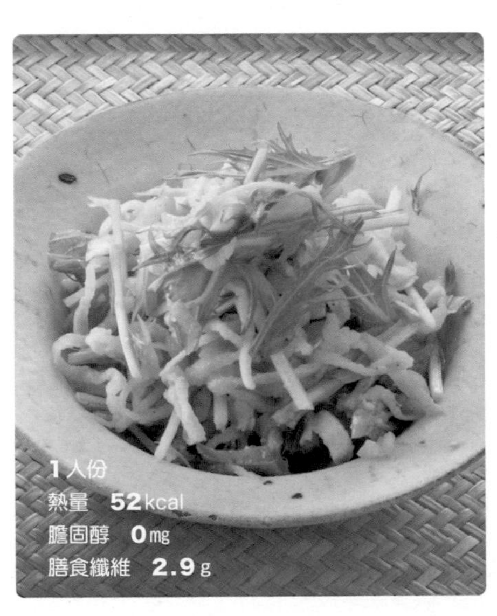

1人份
熱量 **52**kcal
膽固醇 **0**mg
膳食纖維 **2.9**g

寒天藻絲加入沙拉，簡單又好吃

異國風味寒天藻絲沙拉

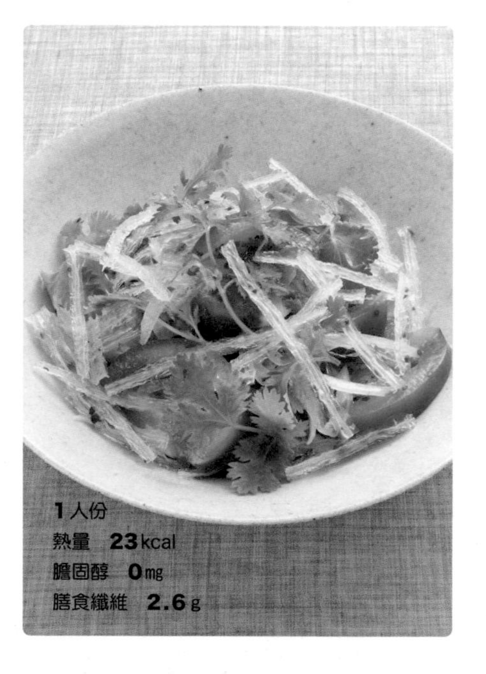
1人份
熱量　23 kcal
膽固醇　0 mg
膳食纖維　2.6 g

食材（2人份）
寒天藻絲…5 g
蕃茄…1小顆（100 g）
洋蔥…⅙顆（25 g）
香菜…10根（5 g）
A｜魚露…1小匙
　｜檸檬汁…1大匙
　｜辣椒末…少許

作法

❶寒天藻絲先用剪刀剪成3～4 cm長，稍微沖洗一下，然後泡在水裡5～6分鐘。泡發後，撈出來瀝乾水分。

❷蕃茄先切成7～8 mm長的半月形備用。洋蔥切成薄片後，泡在水裡7～8分鐘，再撈出來瀝乾水分。香菜先將葉子的部分摘下來備用。

❸將調勻的食材**A**與步驟①、②的食材拌勻。

（檢見崎聰美）

利用薑的辛辣提升風味與代謝

薑泥醬油海帶絲

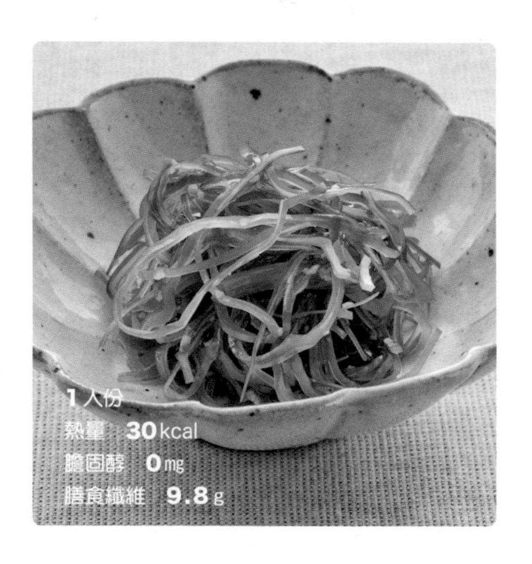
1人份
熱量　30 kcal
膽固醇　0 mg
膳食纖維　9.8 g

食材（2人份）
海帶絲（生）…150 g
A｜薑泥…½大匙
　｜高湯…1大匙
　｜醬油…1小匙

作法

❶海帶切成方便入口的長度，汆燙1～2分鐘。

❷將食材**A**倒入調理盆拌勻，再拌入徹底瀝乾水氣的步驟①食材。

（檢見崎聰美）

能充分攝取膳食纖維，而且顏色豐富，賞心悅目

菜豆鹿尾菜沙拉

食材（2人份）

菜豆…8根（100g）

長鹿尾菜（乾燥）…6g

蕃茄…¼顆（50g）

洋蔥…¼顆（40g）

A | 蜂蜜、顆粒芥末醬…各1小匙
醬油…1大匙
鹽、胡椒…各少許

作法

❶菜豆先快速汆燙一遍，再以斜刀切成2～3等分。鹿尾菜先泡在大量的水裡，泡發後，瀝乾水氣，切成容易入口的長度。

❷將蕃茄切成5㎜丁狀，再與磨成泥的洋蔥與食材**A**拌勻，最後拌入步驟①的食材。（金丸繪里加）

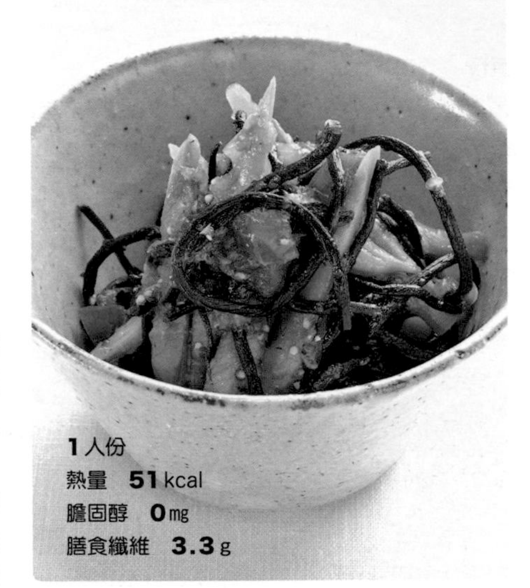

1人份
熱量 **51** kcal
膽固醇 **0** mg
膳食纖維 **3.3** g

卡路里低，還能補充精力

鴻喜菇韭菜佐納豆

食材（2人份）

鴻喜菇…1小包（80g）

韭菜…1把（100g）

納豆…1盒（40g）

醬油…1小匙

作法

❶先切掉鴻喜菇較硬的根部，再將鴻喜菇拆散，然後包在鋁箔紙裡面，放入烤箱烤7～8分鐘。

❷韭菜先快速汆燙一遍，再瀝乾水分，切成3㎝長。

❸將納豆倒入調理盆，再倒入醬油拌勻。最後倒入步驟①與②的食材拌勻即可。（檢見崎聰美）

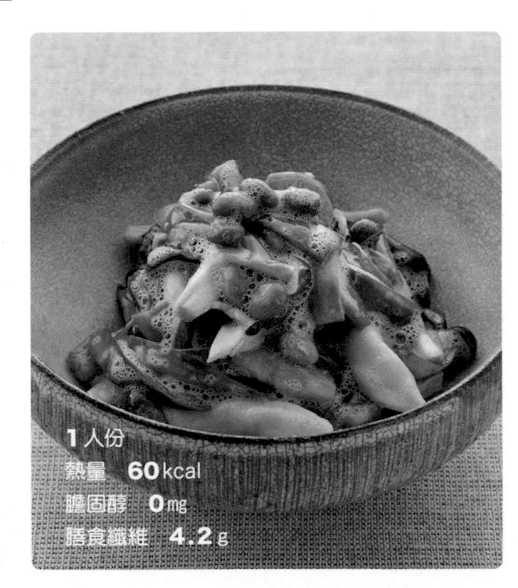

1人份
熱量 **60** kcal
膽固醇 **0** mg
膳食纖維 **4.2** g

有助降膽固醇，膳食纖維也很豐富的湯品

秋葵海蘊味噌湯

食材（2人份）

秋葵…4根（40g）

海蘊…50g

高湯…1又½杯

味噌…2小匙

作法

❶利用鹽搓洗秋葵，再以滾刀切成段。海蘊先洗乾淨，再切成方便入口的大小。

❷將高湯倒入鍋中煮滾，倒入步驟①的食材。煮至沸騰後，調入味噌，最後再煮滾一次即可。

（岩崎啟子）

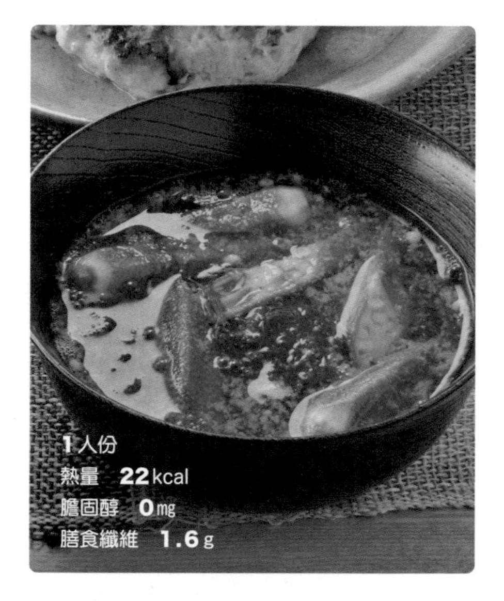

1人份
熱量 22kcal
膽固醇 0mg
膳食纖維 1.6g

倒入蘿蔔泥增加飽足感

滑菇蘿蔔泥湯

食材（2人份）

滑菇…1包（100g）

蘿蔔…3cm（100g）

高湯…1杯

鹽…¼小匙

蔥…適量

作法

❶滑菇先稍微洗一下，去除部分黏液。蘿蔔先磨成泥再瀝乾水氣。

❷將高湯倒入鍋中煮滾，再倒入步驟①的食材。稍微煮滾後，撒鹽調味。

❸將食材盛入碗中，再撒入蔥花。

（檢見崎聰美）

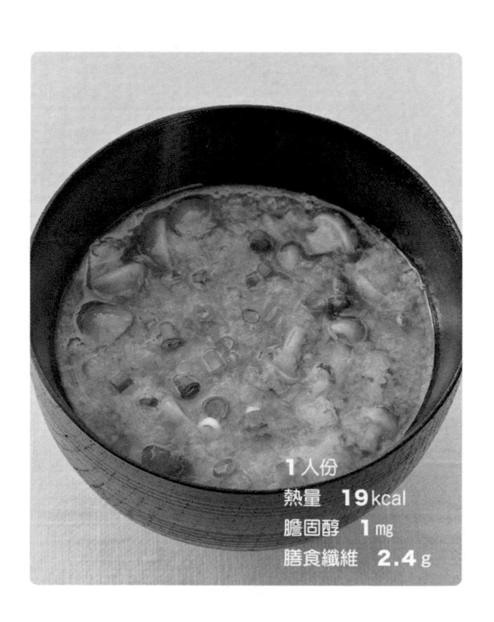

1人份
熱量 19kcal
膽固醇 1mg
膳食纖維 2.4g

將豬肉片捲在蔬菜，增加飽足感

清蒸蘆筍豬腿肉片捲

黃綠色蔬菜

食材（2人份）

豬腿肉片…6片（150g）
綠蘆筍…9根（150g）
鹽…少許
山葵泥、檸檬…各少許

作法

❶蘆筍先攔腰切成一半長度。
❷在豬肉片撒鹽之後，以豬肉片捲住3根步驟①的蘆筍。
❸將步驟②的食材放入正在冒蒸氣的蒸籠裡面，蒸4～5分鐘。
❹盛盤後，附上山葵泥與切成半月形的檸檬。

（檢見崎聰美）

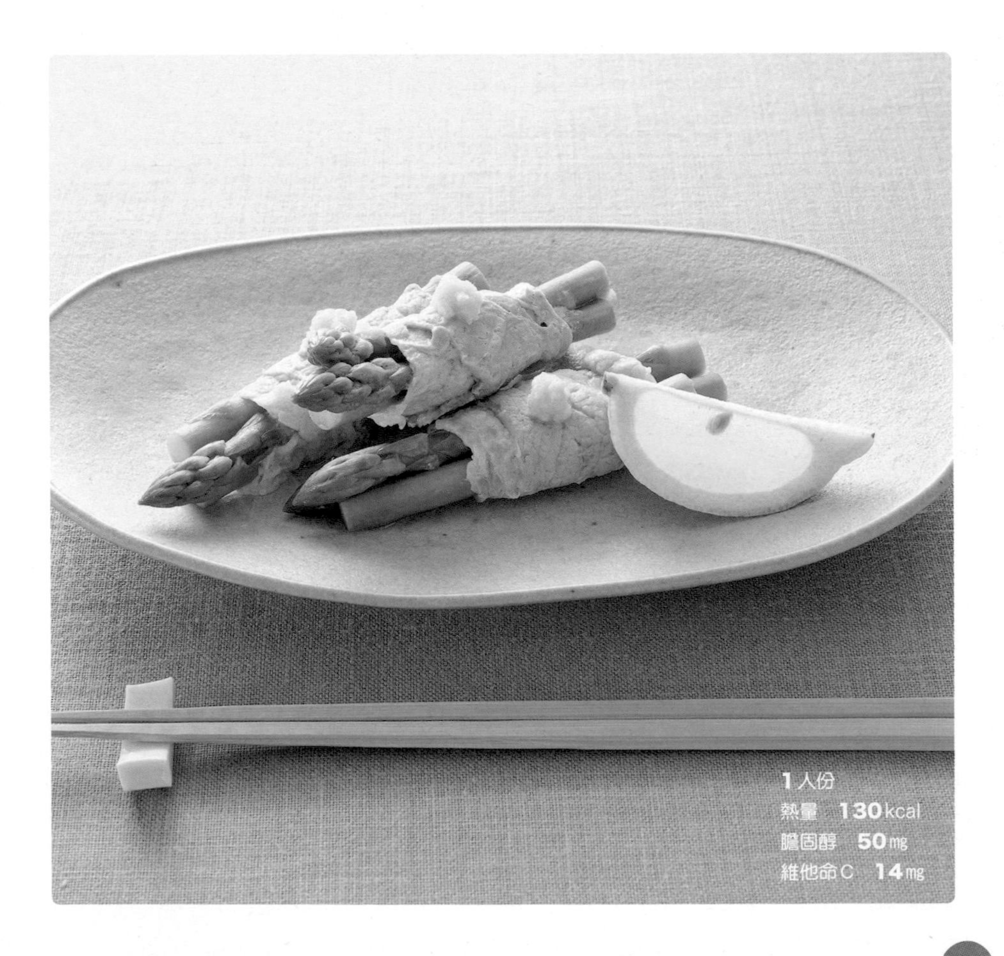

1人份
熱量　130kcal
膽固醇　50mg
維他命C　14mg

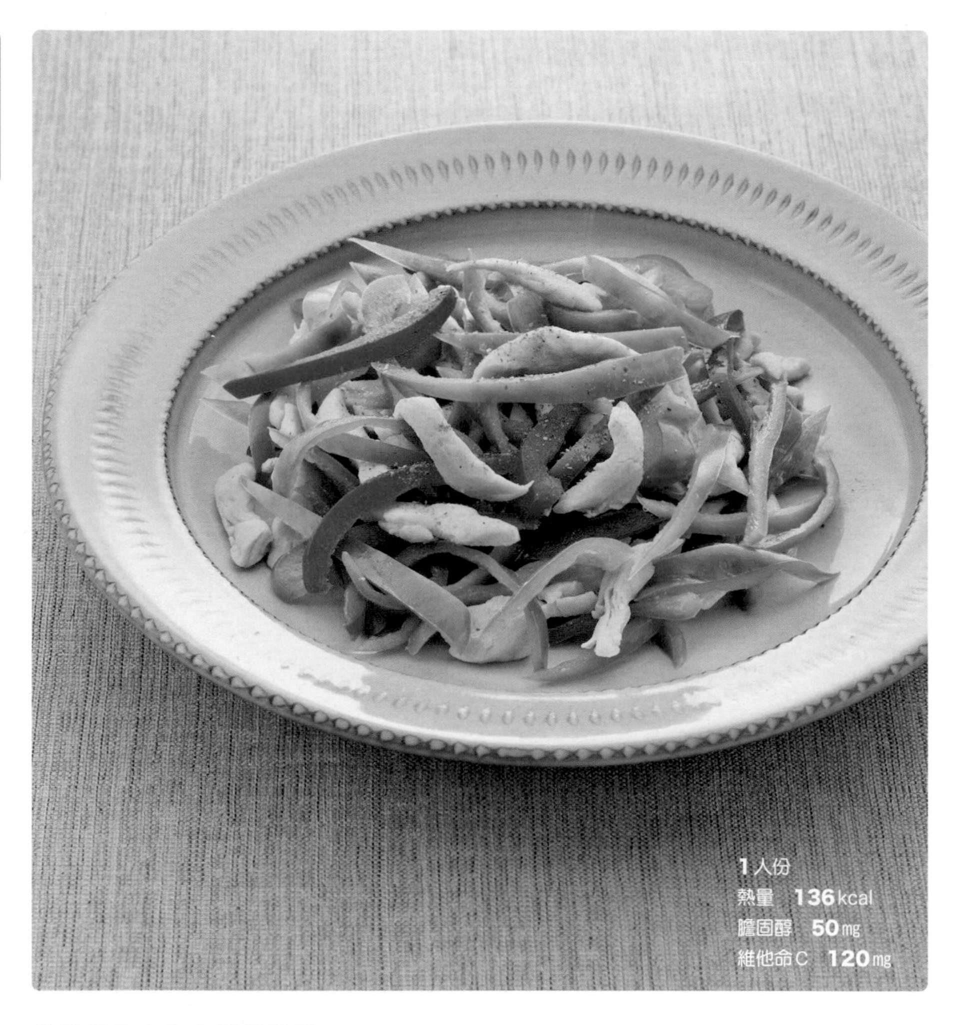

滿滿維他命與青椒的熱炒

雞柳炒青椒絲

食材（2人份）

雞柳（去筋）…3條（150g）
青椒…8顆（200g）
彩椒（紅）…¼ 顆（50g）
橄欖油…½ 大匙
鹽…¼ 小匙
山椒粉…少許

作法

❶雞柳先切成細條，青椒與彩椒也都先切成細絲。
❷以平底鍋熱油後，倒入雞柳，炒至變色，再倒入青椒與彩椒，炒到青椒與彩椒的顏色變得鮮豔後，撒鹽與山椒粉調味。

（檢見崎聰美）

章魚含有豐富的牛磺酸，有助於降低膽固醇

章魚菜豆沙拉佐顆粒黃芥末醬

食材（2人份）

章魚（汆燙）…100 g

菜豆…⅔ 包（100 g）

A | 顆粒黃芥末醬…1大匙
　醋、橄欖油…各1小匙
　醬油…¼ 小匙

作法

❶章魚先切成圓片，菜豆先燙至鮮豔的顏色，再於濾網靜置放涼。

❷將食材 A 倒入調理盆拌勻，再拌入步驟①的食材。

（檢見崎聰美）

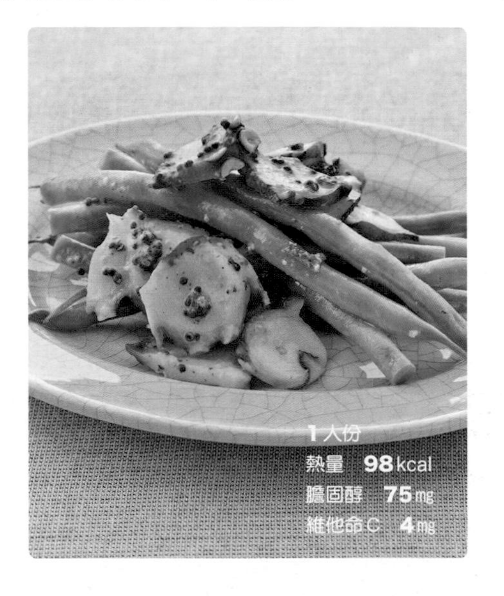

1人份
熱量　98 kcal
膽固醇　75 mg
維他命C　4 mg

β-胡蘿蔔素十分豐富的夏季南瓜沙拉

日式南瓜沙拉

食材（2人份）

南瓜…⅙ 顆（淨重150 g）

小黃瓜…½ 根（50 g）

蔥…2根

A | 柴魚片…¼ 包
　醋…2小匙
　醬油…½ 小匙
　橄欖油…1小匙
　胡椒…少許

作法

❶以保鮮膜包住南瓜，送入微波爐加熱2分鐘。接著將南瓜壓成粗泥。小黃瓜先垂直剖成兩半，再以斜刀切成薄片。洋蔥以斜刀切塊。

❷將調勻的食材 A 與步驟①的食材拌勻。

（岩崎啟子）

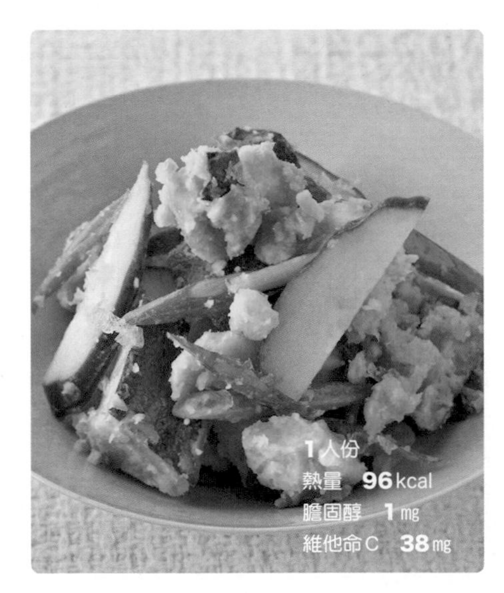

1人份
熱量　96 kcal
膽固醇　1 mg
維他命C　38 mg

關鍵在於利用火腿增加濃醇滋味

茗荷胡蘿蔔絲沙拉

食材（2人份）

胡蘿蔔…1小根（120 g）

茗荷…1個（15 g）

火腿…2片（26 g）

鹽…⅙小匙

A 橄欖油…1小匙
醋…1大匙
胡椒…少許

作法

❶胡蘿蔔先切成絲，再以鹽揉醃。靜置10分鐘之後，瀝乾水氣。茗荷與火腿都先切成細絲。

❷調勻食材**A**，再與步驟①的食材拌勻。（岩崎啟子）

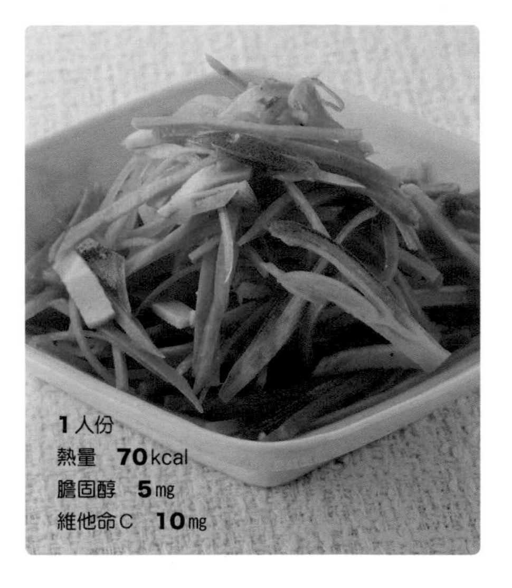

1人份
熱量 **70** kcal
膽固醇 **5** mg
維他命C **10** mg

利用汆燙的削片牛蒡做成微辣的韓式涼拌菜

韓式風味涼拌牛蒡小松菜

食材（2人份）

牛蒡…½ 根（100 g）

小松菜…¼ 把（50 g）

A 長蔥蔥花…1小匙
辣椒粉…少許
麻油…1小匙
砂糖…½ 小匙
醬油…¼ 小匙
鹽…⅙小匙

作法

❶先將削成片的牛蒡泡在水裡。煮一鍋熱水，放入小松菜汆燙。取出後，放入牛蒡快速汆燙一遍。

❷將小松菜切成3 cm長度，與牛蒡一同瀝乾水分。倒入調理盆之後，再以食材**A**拌勻。（岩崎啟子）

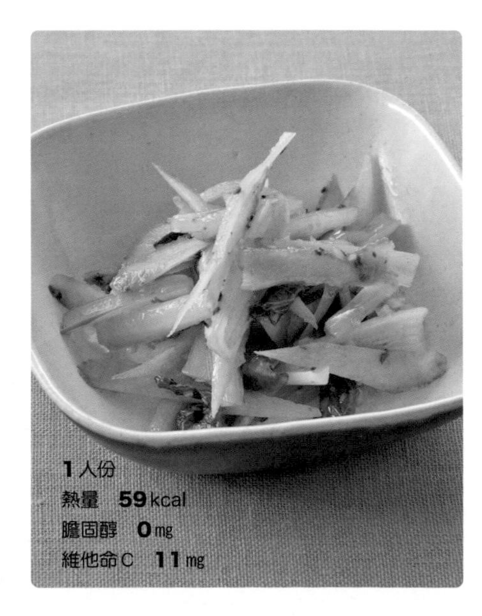

1人份
熱量 **59** kcal
膽固醇 **0** mg
維他命C **11** mg

快火炒熟，以免流失維他命

甜豆炒鯷魚

食材（2人份）

甜豆…15根（150g）

鯷魚…1片

大蒜…少許

橄欖油…½ 大匙

作法

❶甜豆先剝掉粗纖維，鯷魚先剝碎，大蒜先切成末。

❷將油與大蒜倒入平底鍋，以中火爆香。倒入甜豆拌炒至顏色變得鮮豔，倒入1大匙水與鯷魚繼續拌炒。

（檢見崎聰美）

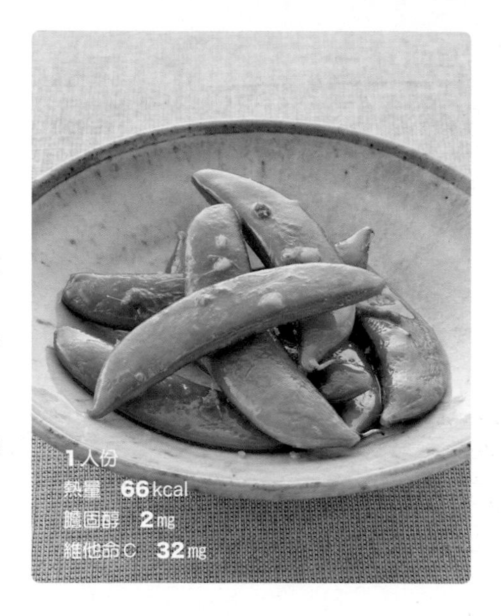

1人份
熱量 66kcal
膽固醇 2mg
維他命C 32mg

胡蘿蔔素與維他命豐富的熱炒

蒜炒豆苗

食材（2人份）

豆苗…1包（100g）

大蒜…½ 瓣

麻油…1小匙

鹽…⅙小匙

作法

❶豆苗先摘掉根部，大蒜先拍扁。

❷將油與大蒜倒入平底鍋，以中火爆香。倒入豆苗炒軟，再撒鹽調味。

（檢見崎聰美）

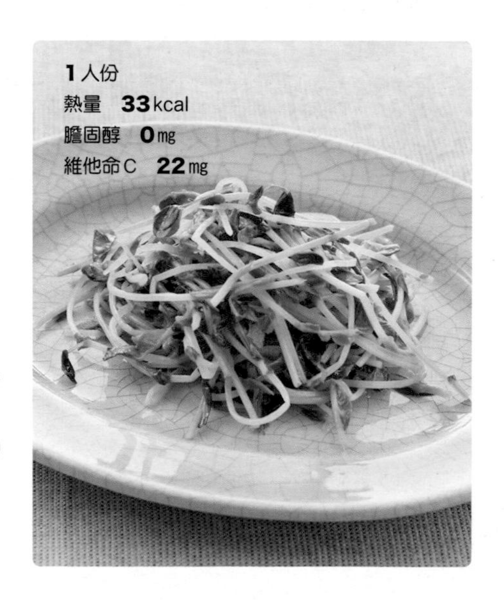

1人份
熱量 33kcal
膽固醇 0mg
維他命C 22mg

維他命豐富，利用蕃茄與高湯增加鮮味

蕃茄苦瓜味噌湯

食材（2人份）

蕃茄…1小顆（100 g）

苦瓜…½ 根（100 g）

高湯…1又½ 杯

味噌…2小匙

作法

❶蕃茄先切成半月形，苦瓜先垂直剖成兩半，去除種子與內膜之後，再切成薄片。

❷煮一鍋高湯，倒入苦瓜。加熱至高湯沸騰後，倒入蕃茄煮一下，再調入味噌。

（檢見崎聰美）

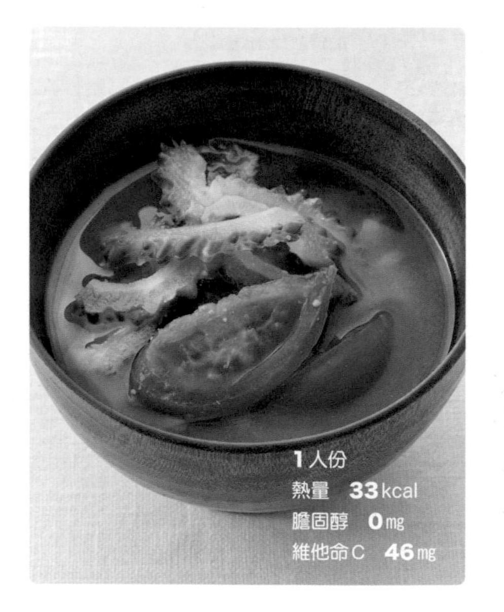

膳食纖維豐富的美味組合

芹菜南瓜味噌湯

食材（2人份）

芹菜…½ 根（60 g）

南瓜…60 g（淨重）

高湯…1又½ 杯

味噌…1又½ 小匙

作法

❶南瓜先切成小塊，芹菜先切成長條狀，葉子的部分則先撕成碎片。

❷將高湯、南瓜倒入鍋中，蓋上鍋蓋，以小火悶煮10分鐘。倒入芹菜之後，再繼續煮2～3分鐘。調入味噌後，煮至沸騰再關火。

（岩崎啟子）

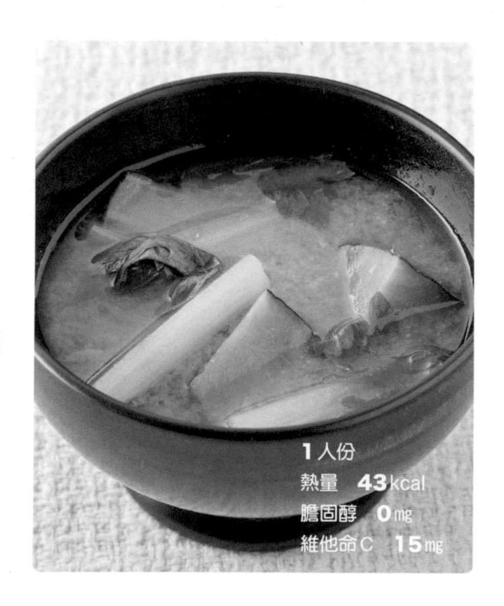

預防【尿路結石】EPA滿滿的「青背魚」美味食譜

青背魚的EPA能預防結石的成分在腎臟形成（詳情請參考99～100頁）。

做法簡單，份量十足，還能嘗到沙丁魚的美味

烤沙丁魚卷

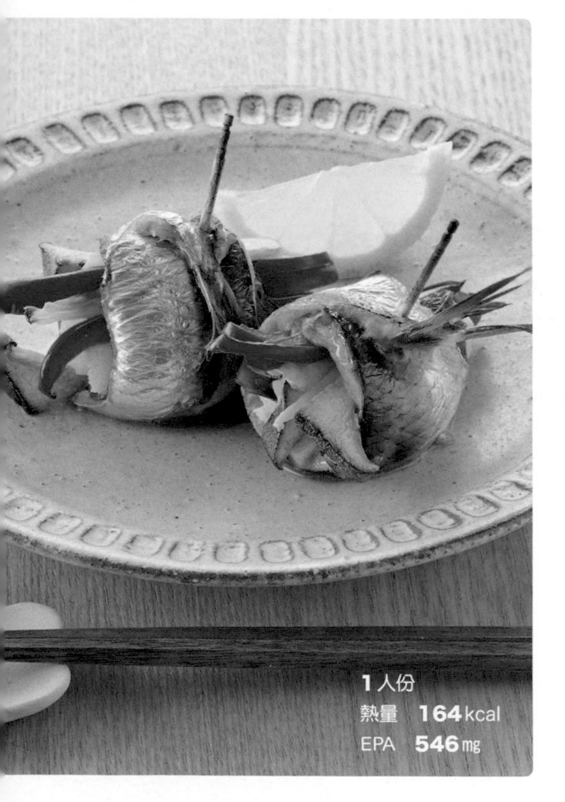

1人份
熱量 **164**kcal
EPA **546**mg

食材（2人份）

沙丁魚（剖好的魚肉）…2尾（140g）
山藥…4㎝（60g）
彩椒…⅛顆（25g）
杏鮑菇…1小根（50g）
青紫蘇…2片（2g）
A 醬油…2小匙
味醂…1小匙
胡椒…少許
檸檬…⅛顆（20g）

作法

❶先將沙丁魚直刀切成兩半，再以預拌的食材**A**醃製。

❷將山藥、彩椒切成細絲，杏鮑菇剖成兩半，再切成細條，青紫蘇垂直切成兩半。

❸將青紫蘇疊在沙丁魚表面，再以沙丁魚捲住其他的蔬菜與杏鮑菇，然後利用牙籤固定。放入烤箱烤10分鐘，再附上切成半月形的檸檬即可。 （岩崎啟子）

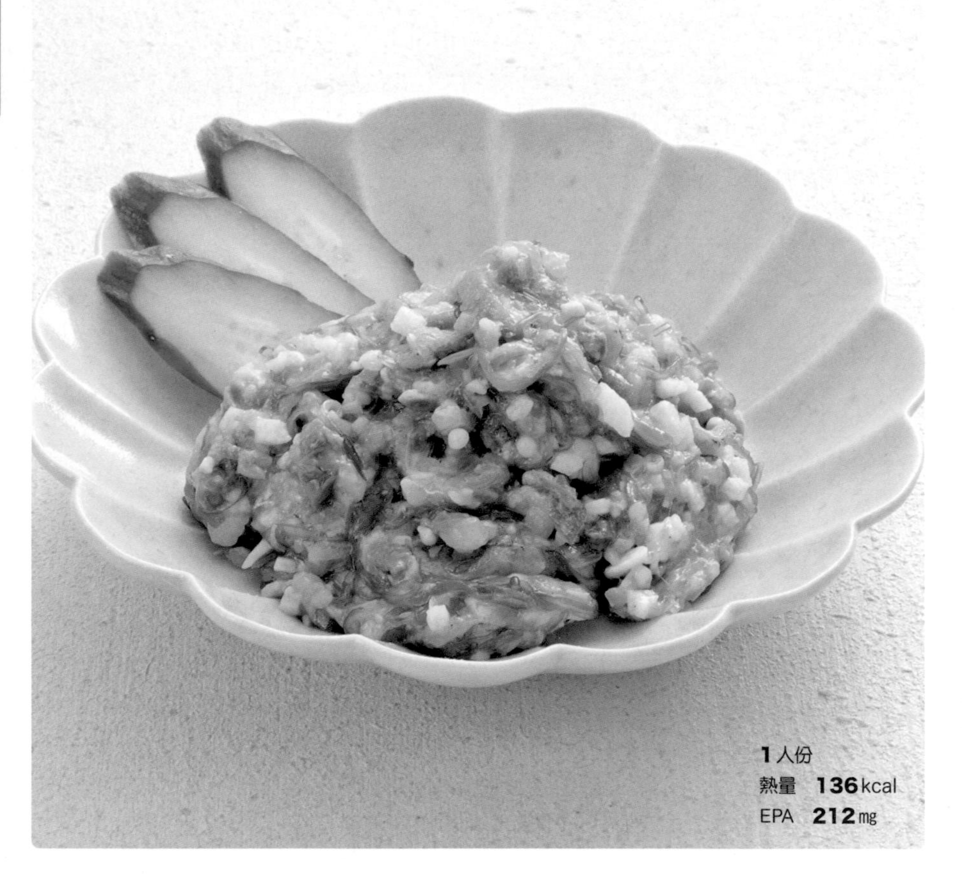

薑的抗氧化作用能提升效果

黏黏滑滑的竹筴魚料理

食材（2人份）

秋葵…4根（30g）
山藥…50g
和布蕪…1盒（50g）
竹筴魚（生魚片等級）…160g
薑…1塊（10g）
味噌…2小匙
醬油…⅓小匙
小黃瓜…適量

作法

❶將快速汆燙過的秋葵與山藥切成粗塊，再將薑切成末。
❷將竹筴魚切成細條，再切成粗塊。
❸將薑末、山藥、味噌鋪在步驟②的食材上，以菜刀剁至出現黏性為止。盛盤後，附上小黃瓜片。

（金丸繪里加）

蘿蔔泥可讓血液變得清澈

蘿蔔泥浸漬烤鯖魚

食材（2人份）

鯖魚…2片（140g）
胡蘿蔔…5cm（50g）
綠花椰菜…4朵（60g）
蘿蔔…4.5cm（150g）
鹽…⅙小匙

A
檸檬（半月形的薄片）…4片（10g）
檸檬汁…2小匙
橄欖油…1小匙
鹽…⅛小匙
胡椒…少許

作法

❶在鯖魚（1片＝70g）撒鹽，再將削好皮的胡蘿蔔切成長薄片，綠花椰菜則先切成小朵。

❷將步驟①的所有食材放入烤箱烤15分鐘。

❸將蘿蔔磨成泥，與食材**A**調勻。放入步驟②的食材，再稍微攪拌一下，靜置10分鐘。入味後即可盛盤。

（岩崎啟子）

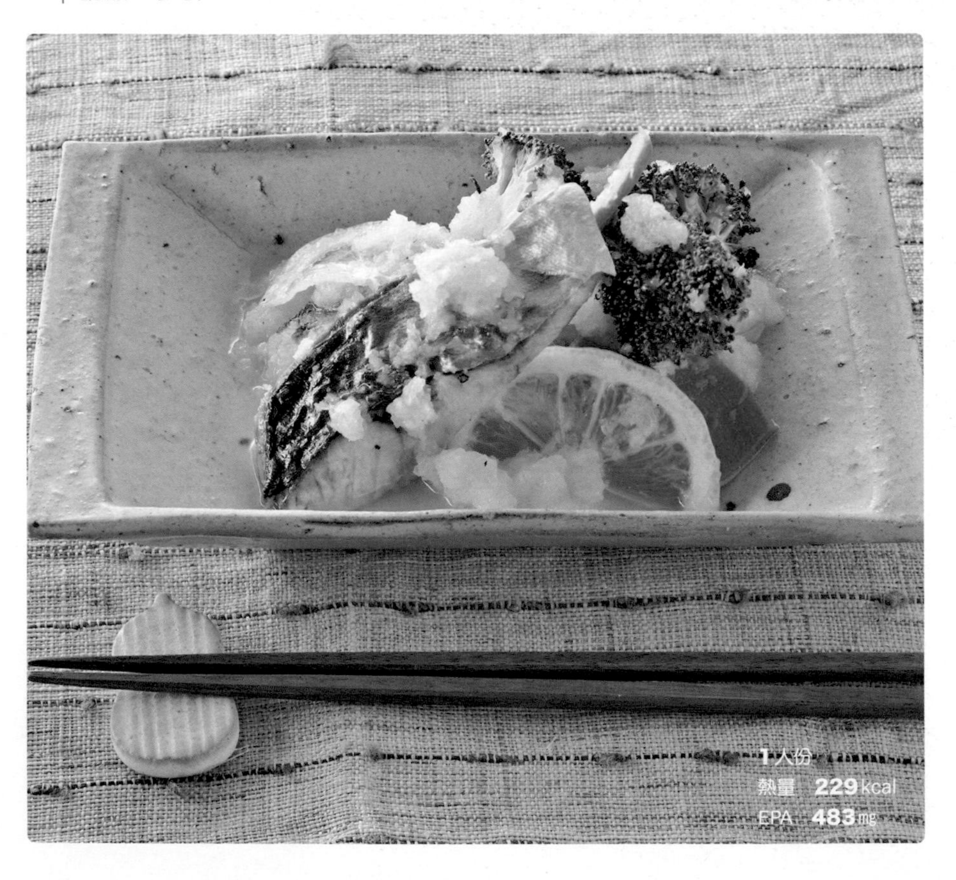

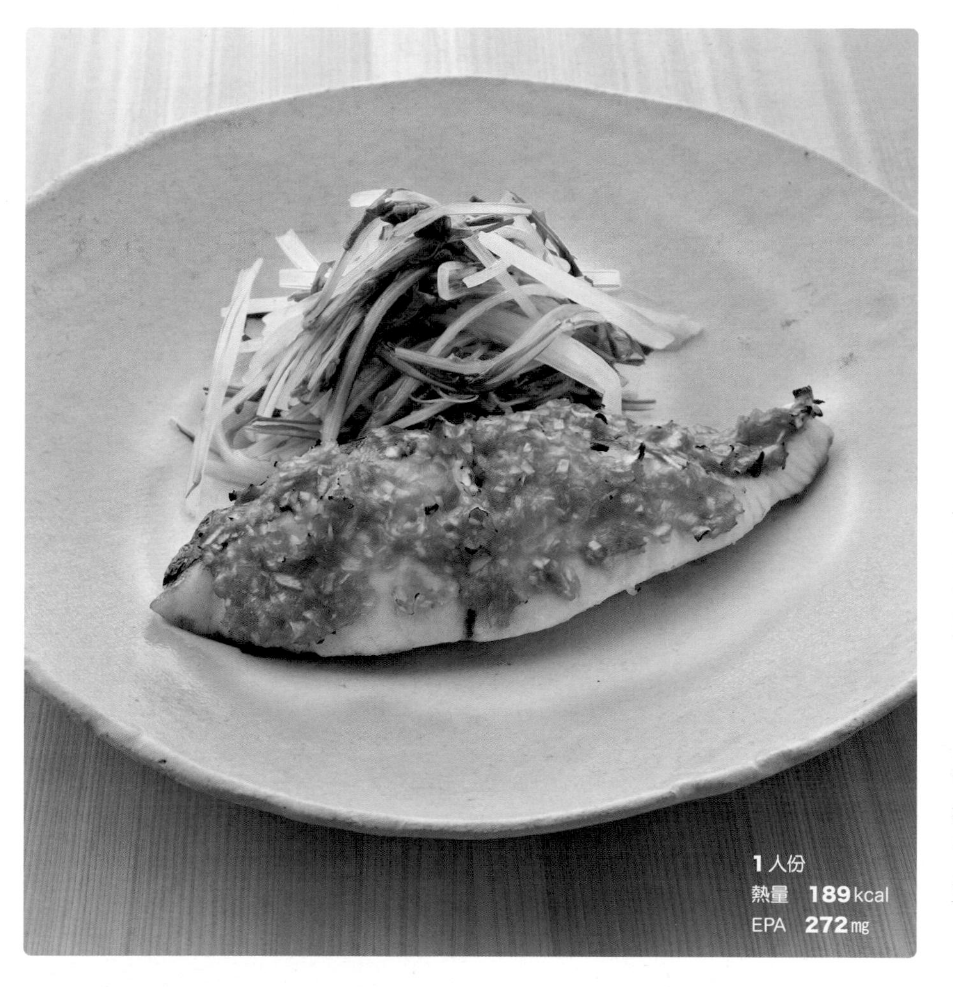

鋪在表面的蔥味噌也有提升代謝的效果！

蔥味噌烤土魠魚

食材（2人份）

土魠魚…2塊（160g）
長蔥…10cm（20g）
味噌…½ 大匙
水菜…¾ 把（150g）
A 橄欖油…1小匙
　鹽…少許

作法

❶長蔥先切成細蔥花，再與味噌拌勻。
❷土魠魚先放入烤魚架烤7～8分鐘。烤至八分熟之後，將步驟①的食材塗在表面，再繼續烤2～3分鐘即可盛盤。
❸水菜燙至顏色變得鮮豔，再泡進水裡。撈出來之後，切成4cm長，瀝乾水分，再以食材**A**涼拌，然後附在步驟②的食材旁邊。（檢見崎聰美）

香草與起司的香氣提升滿足度

香草麵包粉竹筴魚

食材（2人份）

竹筴魚（剖成3片）…4片（200g）

菠菜…⅓把（100g）

麵包粉…2大匙（6g）

A
- 羅勒末…2大匙
- 百里香、奧勒岡（乾燥、整株）…各少許
- 起司粉…½大匙
- 胡椒…少許

橄欖油…2小匙

作法

❶先將麵包粉與2小匙水倒入調理盆攪拌，再倒入食材**A**拌勻。均勻裹在竹筴魚表面之後，放在鋁箔紙上面。

❷將一半的油淋在步驟①的食材上面，送入烤箱烤8～10分鐘。

❸菠菜煮到顏色變得鮮豔之後，撈出來用力擠乾水分，切成4㎝長。利用平底鍋加熱剩下的油，倒入菠菜快速翻炒一下，即可與步驟②的食材一同盛盤。（檢見崎聰美）

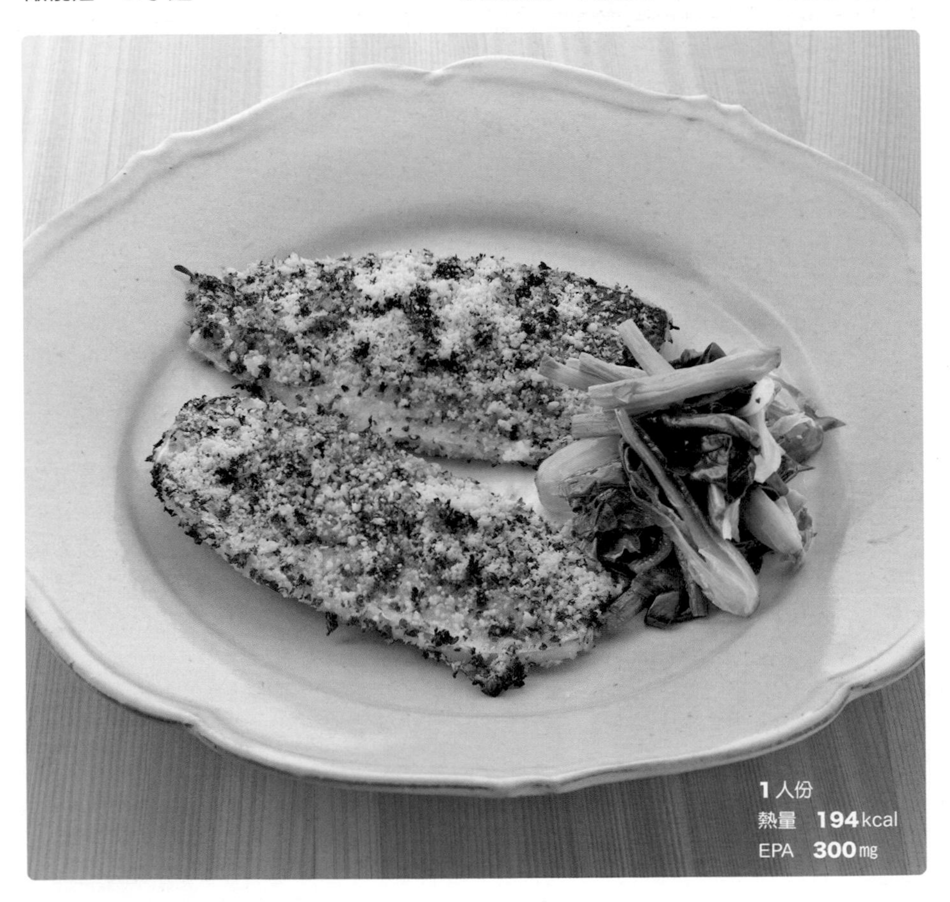

1人份
熱量 **194**kcal
EPA **300**㎎

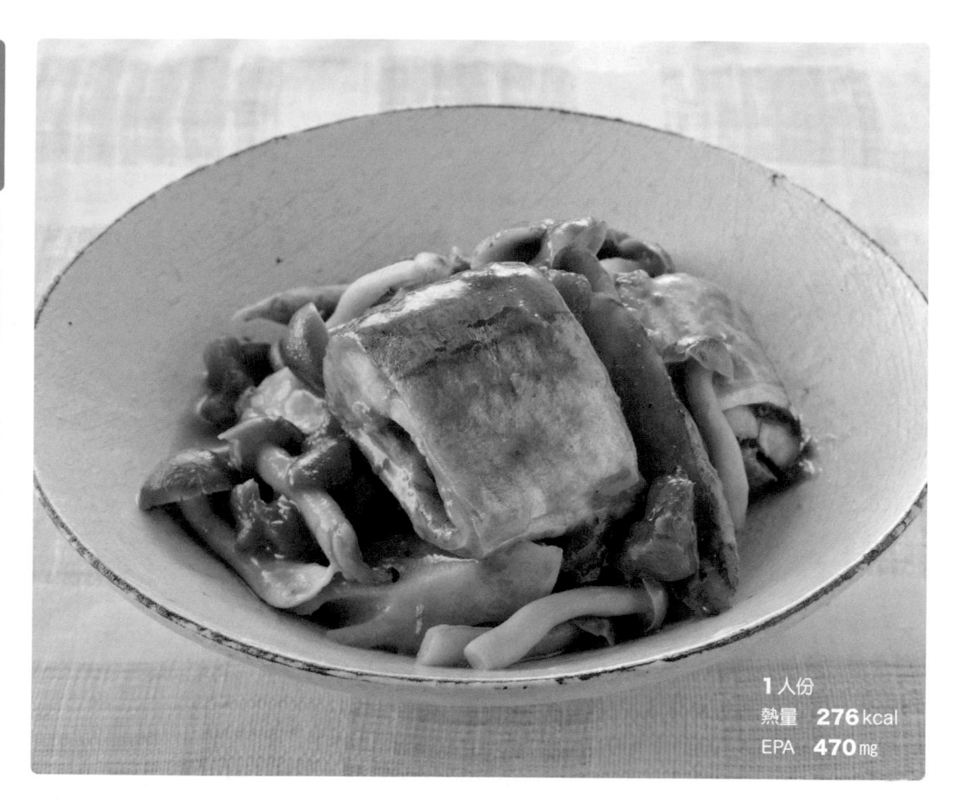

富含膳食纖維的健康料理

紅燒牛蒡蕃茄秋刀魚

食材（2人份）

秋刀魚…1大尾（帶頭，170g）
牛蒡…⅕根（40g）
蓮藕…⅖節（80g）
鴻喜菇…1包（100g）
橄欖油…1小匙
酒…2大匙
水…¾杯

A 醬油、味醂…各2小匙
水煮蕃茄罐頭（切塊）…½罐（100g）
月桂葉…½片
胡椒…少許

作法

❶秋刀魚先去除頭部與內臟，清洗乾淨。擦乾水分之後，切成6段備用。

❷牛蒡以斜刀切成薄片，蓮藕以滾刀切成塊，再將牛蒡與蓮藕泡到水裡備用。鴻喜菇先切掉較硬的根部，然後分成小朵。

❸將油倒入鍋子裡熱油，放入瀝乾水分的蔬菜與鴻喜菇拌炒。倒入酒、水，蓋上鍋蓋，煮至沸騰，再以小火悶煮5分鐘。倒入食材**A**與秋刀魚，煮10分鐘。

（岩崎啟子）

烤魚之前再撒鹽，就能以少量的鹽呈現出明顯鹹味

鹽烤秋刀魚佐土佐醋橘醬

食材（2人份）

秋刀魚…2小尾（300g）

A　醬油…⅖小匙
　　醋橘汁…½顆量
　　水…90mℓ

柴魚片…1包（3g）

鹽…2小撮（0.6g）

醋橘…1顆

作法

❶先以餐巾紙將秋刀魚的水分擦乾，再將秋刀魚切成兩段。在準備送入烤箱之前再撒鹽。

❷將食材**A**調勻，再用手將柴魚片撕成碎片與倒進食材**A**，做出土佐醋橘醬。

❸步驟①的食材盛盤後，附上切成一半的醋橘，再將步驟②的食材倒進小碟子，附在一旁備用。（吉岡英尋）

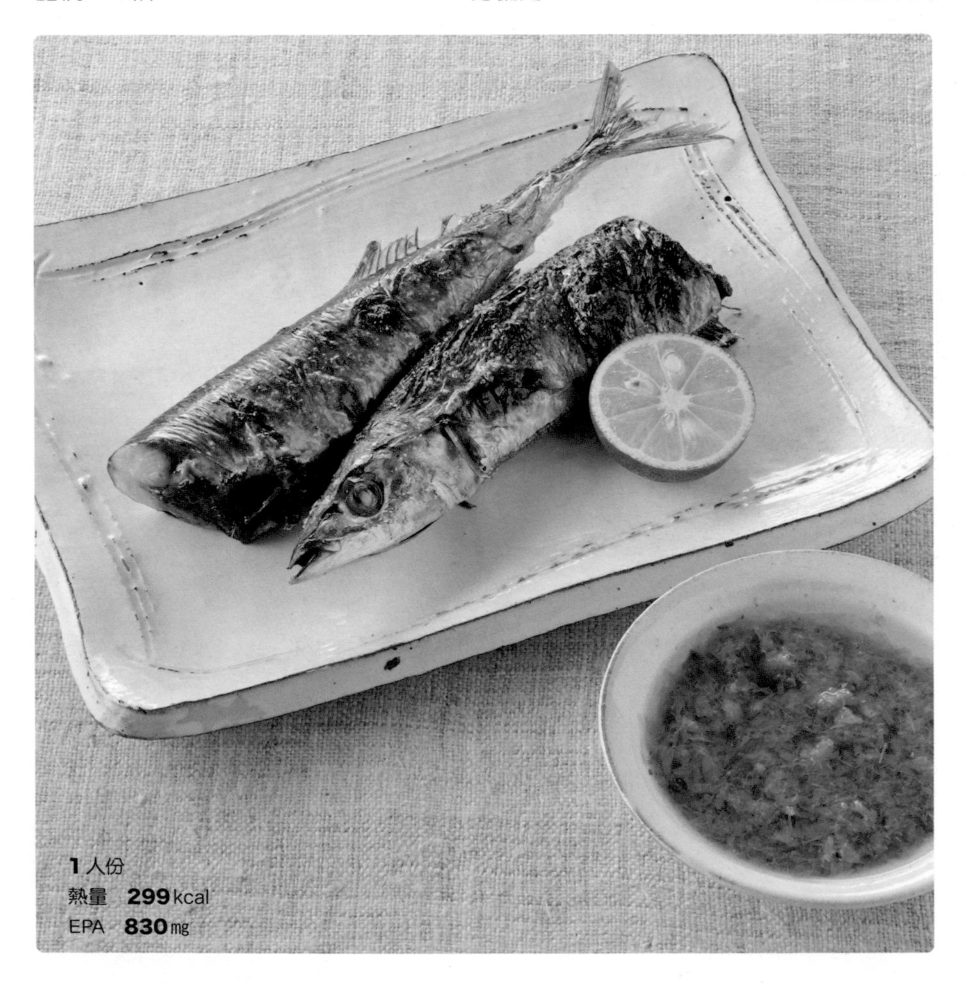

1人份
熱量 **299**kcal
EPA **830**mg

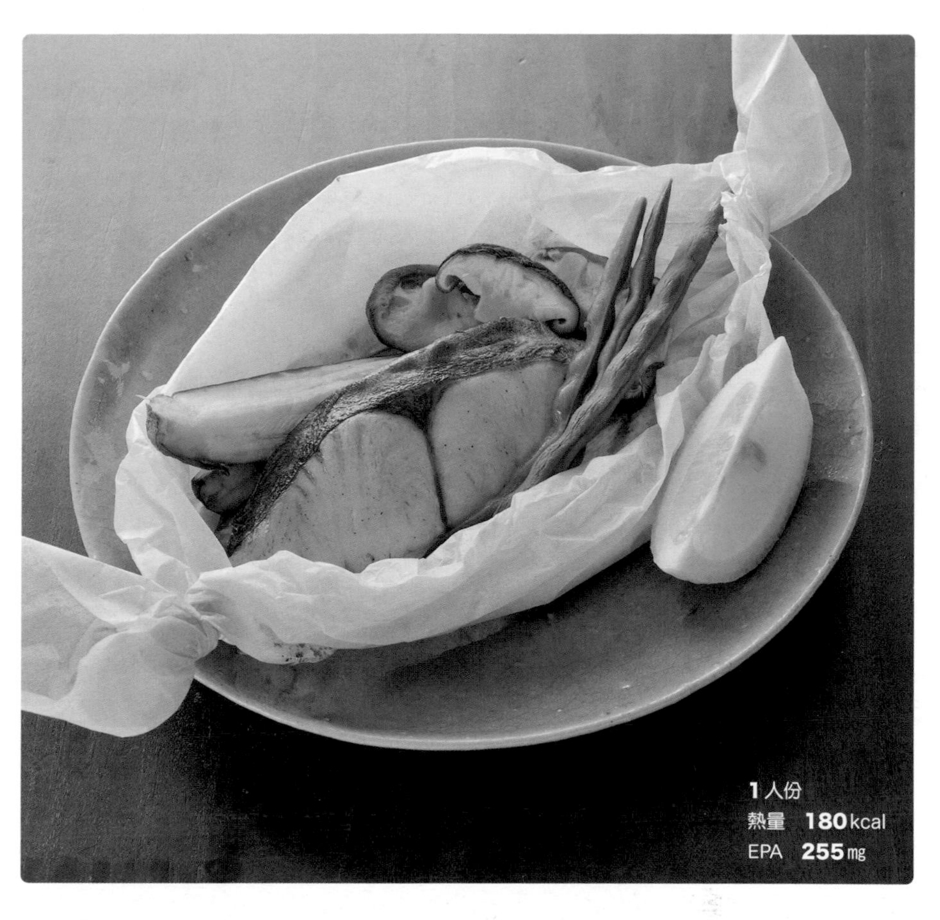

土魠魚與香菇的鮮味完全滲入蔬菜，交織出令人滿足的美味

紙包香煎土魠魚

食材（2人份）

土魠魚…2塊（150g）
橄欖油…1小匙
鮮香菇…4片（60g）
茄子…2顆（160g）
菜豆…6根（40g）
鹽…¼ 小匙
檸檬（切成半月形）…2塊

作法

❶先以平底鍋熱好橄欖油，再以中火將土魠魚煎至兩面變色。
❷香菇先切掉梗，再切成兩半。茄子先切掉蒂頭，再垂直切成4等分。
❸攤平烘焙紙（30×30㎝），將步驟②的食材與菜豆放在上面，撒鹽，再鋪上步驟①的食材，以烘焙紙緊緊包住食材。
❹放入預熱至230度的烤箱烤15分鐘，連同紙包盛盤。最後附上檸檬即可。 （検見崎聰美）

利用淡淡的咖哩風味燉煮，連湯汁都能一併享用

咖哩醬油沙丁魚

食材（2人份）

沙丁魚…2尾（帶頭，260 g）
薑…½ 塊
芹菜…½ 根（40 g）
糯米椒…6根（30 g）

A
高湯昆布…5㎝
咖哩粉…½ 小匙
酒…3大匙
醬油…2小匙
砂糖…1小匙
水…1杯

作法

❶先刮除沙丁魚的鱗片，再切掉魚頭與去除內臟。洗乾淨之後，擦乾水分備用。薑先切成薄片，芹菜先去除表面的粗纖維，再以斜刀切成段，糯米椒先剖成兩半。

❷將食材 **A** 倒入較小枝的平底鍋煮滾，放入沙丁魚與薑片，然後以鋁箔紙蓋住，以中火悶煮7～8分鐘。掀開鋁箔紙之後，放入芹菜與糯米椒，再繼續煮5分鐘即可。

（岩崎啟子）

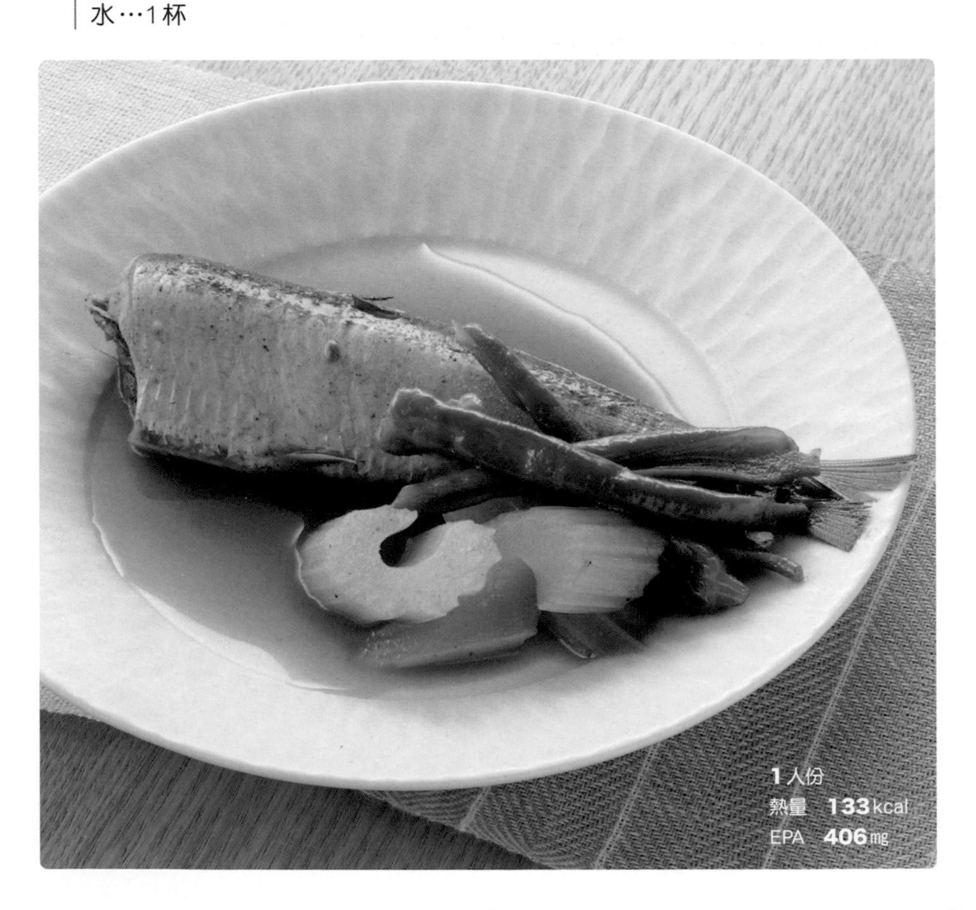

1人份
熱量 **133**kcal
EPA **406**mg

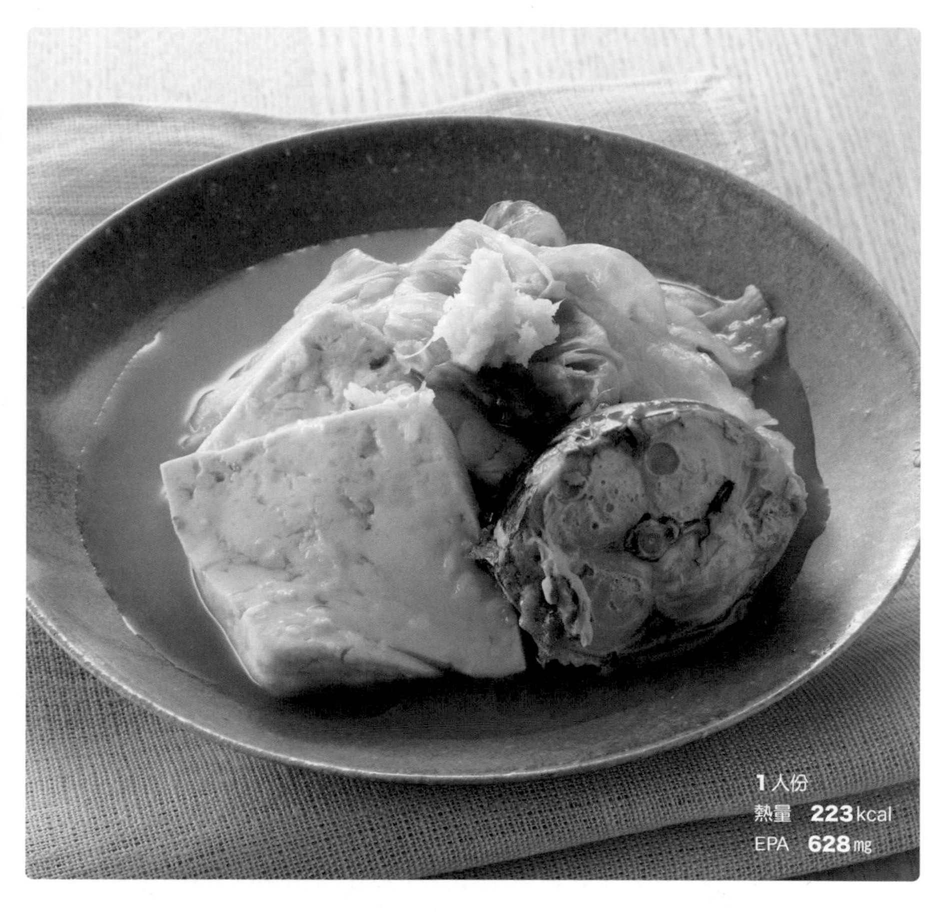

只需要將鯖魚罐頭的整塊鯖魚放入鍋中煮一下

快煮豆腐萵苣鯖魚

食材（2人份）

水煮鯖魚罐頭…1罐（整塊135g）
板豆腐…½塊（150g）
萵苣…½顆（150g）
薑…1塊（20g）

A
酒…3大匙
醬油…2小匙
水…¾杯

作法

❶豆腐先瀝乾水分再切成4等分。萵苣先撕成大瓣，薑先磨成泥。

❷將食材**A**與半量的薑泥倒入鍋中煮滾，放入豆腐。再次煮滾後，倒入鯖魚、萵苣，蓋上鍋蓋悶煮3～4分鐘。

❸連同湯汁一併盛盤之後，將剩下的薑泥綴在料理上面。

（岩崎啟子）

能有效預防【膽結石】的「堅果類」食譜

美國的研究指出，越常吃堅果，因為膽結石而需要切除膽囊的機率就越低。讓我們一起使用富含維他命E的堅果做菜吧（詳情請參考86頁）。

加入富含鎂的堅果

堅果櫻花蝦炒馬鈴薯

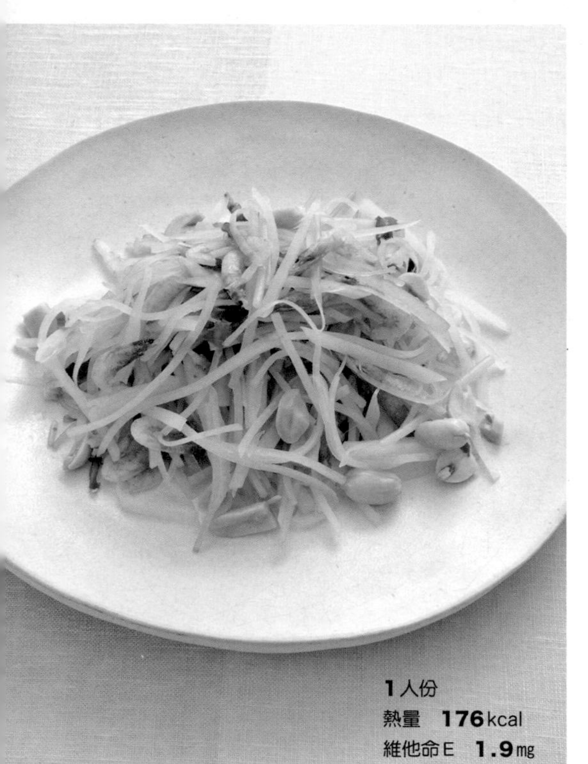

1人份
熱量 **176**kcal
維他命E **1.9**mg

食材（2人份）
馬鈴薯…1大顆（180g）
薑…½塊（5g）
鴨兒芹…1把（40g）
花生…20g
櫻花蝦…8g
沙拉油…½大匙
鹽…¼小匙
砂糖…1小撮

作法

❶馬鈴薯先切成細籤，泡在水裡。撈出來之後，瀝乾水分。薑先切成絲，鴨兒芹先切成3～4㎝長，花生先輾成粗粒。

❷將油與薑倒入平底鍋，以中火爆香，再倒入櫻花蝦快速翻炒一下。倒入馬鈴薯，再撒鹽與糖，拌炒2～3分鐘。

❸倒入鴨兒芹與花生，再快速拌炒一下即可盛盤。

（金丸繪里加）

如果想要減少醣分，就將麵包粉換成堅果粉！

香煎堅果粉裹白肉魚

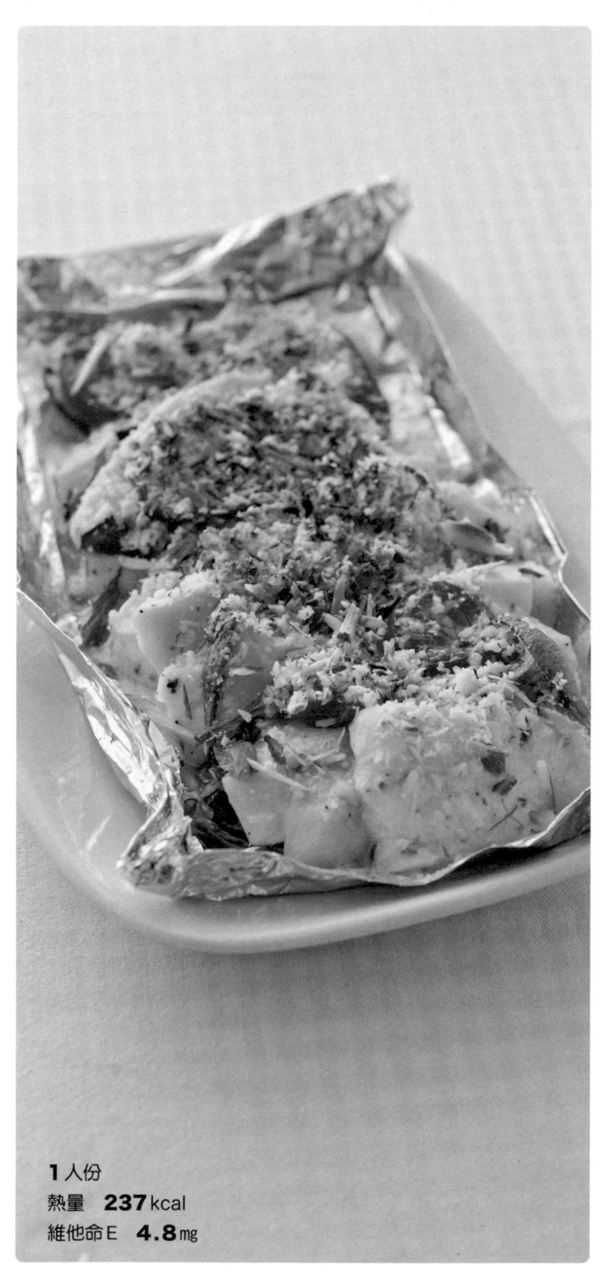

1人份
熱量 **237** kcal
維他命E **4.8** mg

食材（1人份）
白肉魚…90 g
杏鮑菇…1根
小蕃茄…1顆
鹽、胡椒…各少許
杏仁片…1大匙
帕馬森起司…1大匙
橄欖油…½ 大匙
羅勒葉…6～7片
白葡萄酒…少許

作法

❶白肉魚先片成一口大小，杏鮑菇先切成薄片，小蕃茄先切成4等分的圓片。將所有食材倒入調理盆，再撒入橄欖油、鹽、胡椒，攪拌均勻。

❷將杏仁片切成麵包粉的粗細，與帕馬森起司拌在一起。

❸將鋁箔紙的四個邊折成容器的形狀，再輪流排入步驟①的魚、杏鮑菇與羅勒。將小蕃茄鋪在上面，淋上白葡萄酒。

❹將步驟③的食材放入烤箱烤7～8分鐘，魚肉熟透後，淋上步驟②的食材，再烤2～3分鐘，直到表面變得金黃為止。

（Dannomariko）

杏仁的焦香風味是這道料理的重點

涼拌堅果菜豆

食材（2人份）
菜豆…100 g
杏仁（切成細粉）…2大匙
醬油、果寡糖…各1大匙

作法

❶先摘除菜豆的蒂頭，再以加了鹽的熱水汆燙。放涼後，切成方便入口的大小。
❷將杏仁、醬油、果寡糖倒入調理盆攪拌，再拌入步驟①的食材即可盛盤。

（松生恆夫）

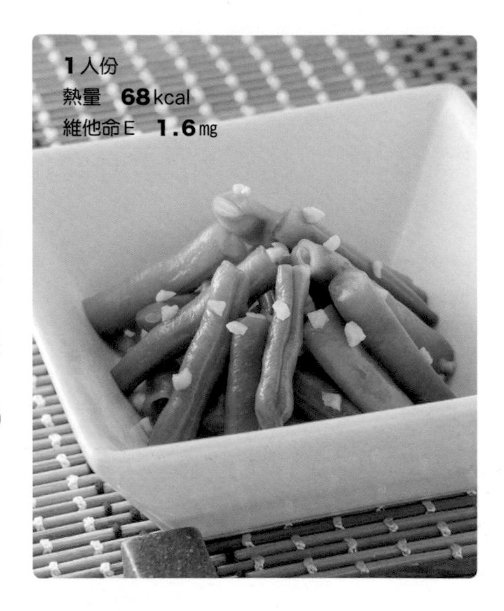

1人份
熱量 **68** kcal
維他命E **1.6** mg

利用具有抗氧化效果的花生提升風味

香煎茄子佐毛豆花生醋

食材（2人份）
茄子…2顆（160 g）
毛豆（帶殼）…150 g（淨重60 g）
花生（乾炒）…10 g

A | 醋…1大匙
　 | 砂糖…1小匙
　 | 鹽…⅛小匙

作法

❶茄子先煎到焦再去皮，切成一口大小。毛豆先汆燙，再剝出豆仁。
❷花生先以研磨棒輾成糊狀，再倒入食材**A**，邊研磨邊攪拌均勻。
❸將食材①與食材②拌在一起。

（檢見崎聰美）

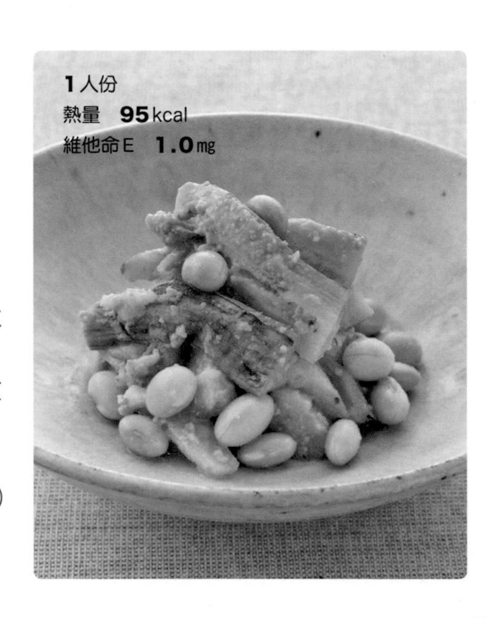

1人份
熱量 **95** kcal
維他命E **1.0** mg

快速汆燙可改善血糖的洋蔥，再做成涼拌菜

涼拌鴨兒芹核桃洋蔥

食材（2人份）

洋蔥…½顆（100g）

鴨兒芹…1把（40g）

核桃…20g

A | 醬油…1小匙
　 | 高湯…1大匙

作法

❶洋蔥先切成1cm寬的半月形。

❷讓步驟①的食材與鴨兒芹稍微汆燙一下，再泡入冰水備用。鴨兒芹先切成4cm長。

❸核桃以磨缽磨成粉，再倒入食材**A**，製作涼拌所需的佐料，再拌入步驟②的食材。

（檢見崎聰美）

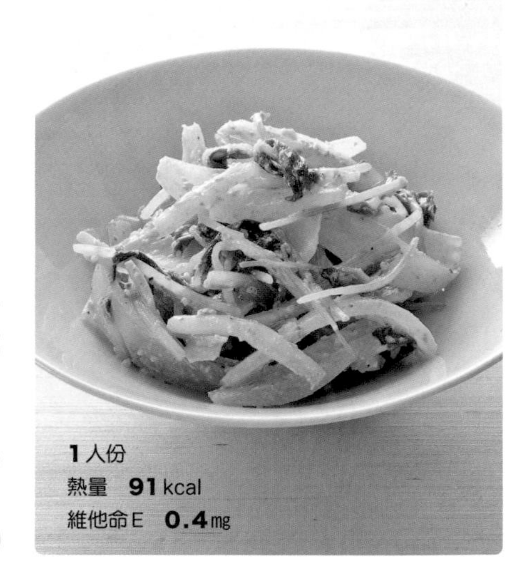

1人份
熱量　**91**kcal
維他命E　**0.4**mg

利用花生與黃綠色蔬菜的小松菜製作涼拌菜

涼拌醬油花生小松菜

食材（2人份）

小松菜…½把（150g）

A | 花生粉…15g
　 | 醬油…½大匙
　 | 砂糖…1小匙

作法

❶小松菜先汆燙再泡入冷水備用。撈出來瀝乾水氣之後，切成3～4cm長。

❷將食材**A**倒入調理盆攪拌均勻之後，倒入步驟①的食材拌勻。

（檢見崎聰美）

1人份
熱量　**64**kcal
維他命E　**0.8**mg

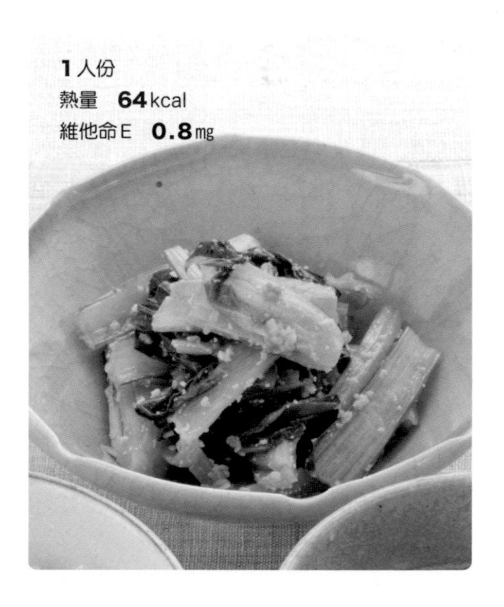

將常見的芝麻換成核桃，增添味道的變化

涼拌核桃山茼蒿

1人份
熱量 48kcal
維他命E 1.1mg

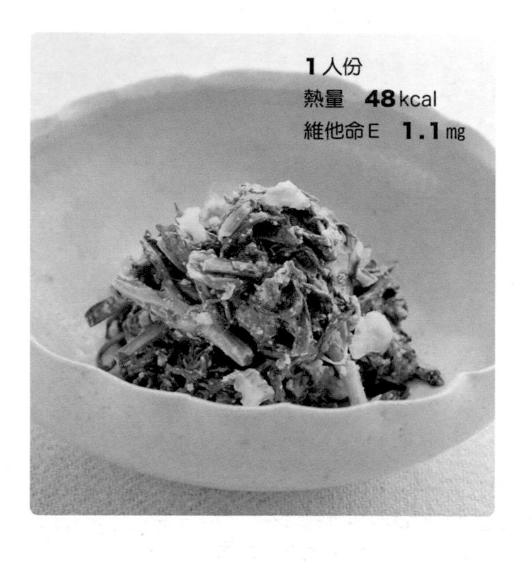

食材（2人份）

山茼蒿…1把（淨重120g）

核桃…8g

A 砂糖…1小匙
醬油…約1小匙

作法

❶將山茼蒿的葉子摘下，汆燙一下。瀝乾水分，切成方便入口的長度。

❷核桃先以平底鍋炒過，或是先放進烤箱稍微烤一下。

❸將步驟②的食材倒入磨缽，輾成粗粒，再倒入食材**A**繼續研磨與攪拌。最後拌入步驟①的食材。

（金丸繪里加）

富含油酸的花生與蔬菜是絕佳拍擋

溫蔬菜佐棒棒雞醬汁

1人份
熱量 99kcal
維他命E 1.1mg

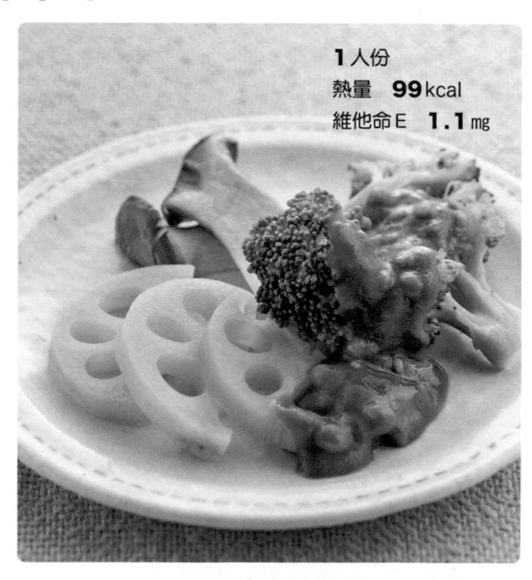

食材（2人份）

蓮藕…3～4㎝（60g）

杏鮑菇…1根（60g）

綠花椰菜…2朵（40g）

A 花生粉（有糖、花生粒）…1大匙
醬油…2小匙
砂糖、醋…各1小匙
辣油…¼ 小匙

作法

❶蓮藕先切成7～8㎜厚的半月形，杏鮑菇先剖成4等分。

❷將步驟①的食材與綠花椰菜排在平底鍋裡面，再淋入1大匙水。蓋上鍋蓋，以中大火悶煮3分鐘。關火後，悶蒸2～3分鐘再盛盤。

❸將預拌的食材**A**淋在步驟②的食材上。

（金丸繪里加）

利用滿滿的核桃補充礦物質

照燒味噌蒟蒻

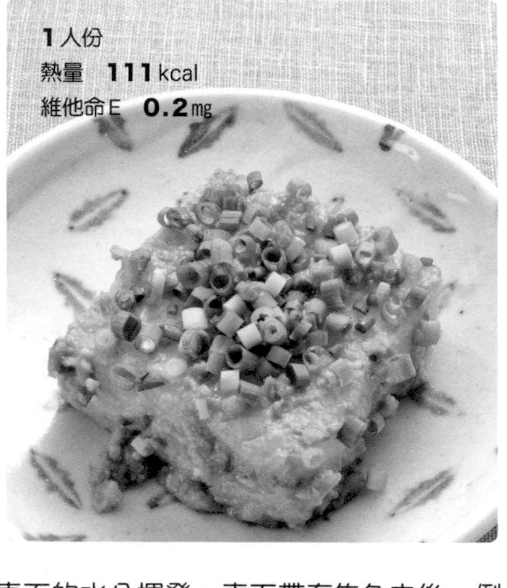
1人份
熱量　111 kcal
維他命E　0.2mg

食材（2人份）

蒟蒻塊（白色）…1塊（250g）

核桃…15g

A｜味噌…1大匙
　｜砂糖…½大匙

麻油…½大匙

蔥…少許

作法

❶蒟蒻先切成一半，再於兩面劃出淺淺的格狀花刀，接著先汆燙，再擦乾水氣備用。

❷核桃先倒入磨缽磨成粉，再倒入食材**A**繼續研磨與攪拌，接著拌入1大匙水，降低食材的黏稠度。

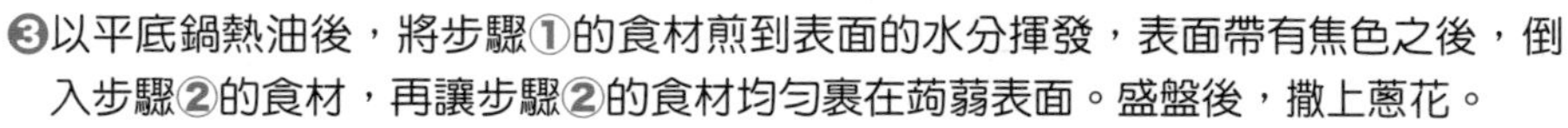

❸以平底鍋熱油後，將步驟①的食材煎到表面的水分揮發，表面帶有焦色之後，倒入步驟②的食材，再讓步驟②的食材均勻裹在蒟蒻表面。盛盤後，撒上蔥花。

（檢見崎聰美）

利用杏仁粉製作滋味略有不同的涼拌菜

涼拌杏仁高麗菜魩仔魚

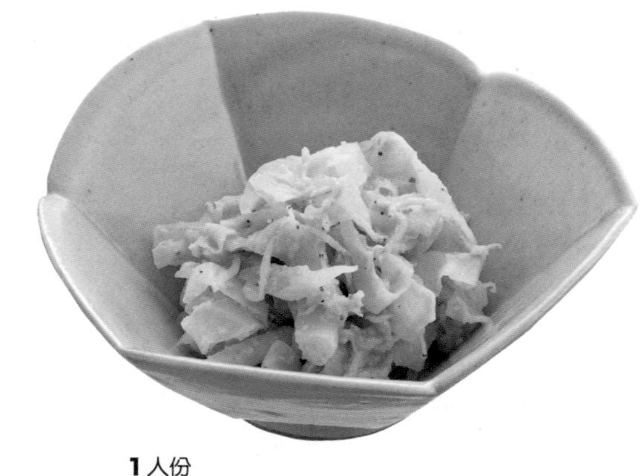
1人份
熱量　34 kcal
維他命E　1.0mg

食材（2人份）

乾燥魩仔魚…10g

高麗菜…1又½片（80g）

A｜杏仁粉…約1大匙
　｜高湯…2小匙
　｜醬油…½小匙

作法

❶高麗菜先切成大塊，再快速汆燙一遍，然後瀝乾水分。

❷將乾燥魩仔魚與步驟①的食材倒入調理盆，再倒入食材**A**快速攪拌一遍。

（秋山里美）

要預防【尿路結石】就少不了「鈣」

腎結石的形成原因之一就是鈣質不足。讓我們多攝取含鈣的料理吧（詳情請參考108～110頁）

利用勾芡增加飽足感

中式牛奶燉油豆腐

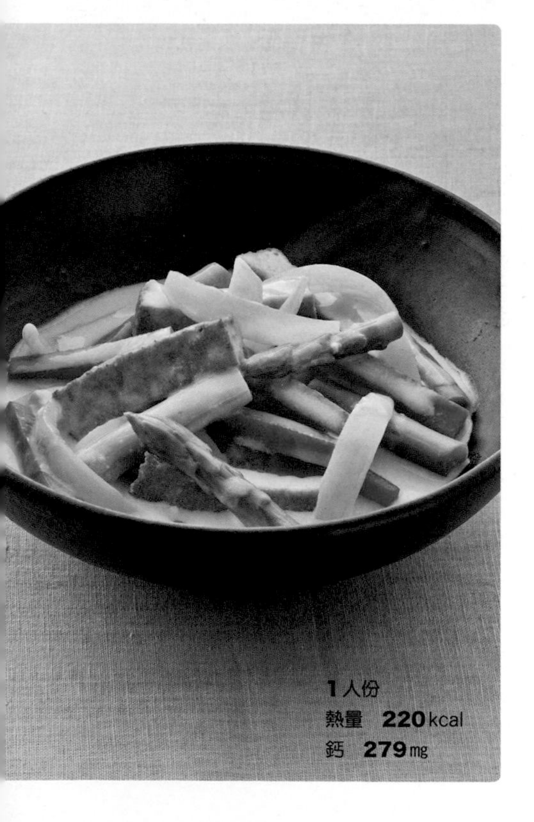

1人份
熱量 **220**kcal
鈣 **279**mg

食材（2人份）

油豆腐…1塊（150g）
綠蘆筍…3根（50g）
洋蔥…¼顆（50g）
胡蘿蔔…⅓根（40g）
麻油…½大匙

A
- 牛奶…¾杯
- 雞湯塊…¼塊
- 蠔油…⅓小匙
- 鹽、胡椒…各少許

太白粉…1小匙

作法

❶油豆腐先汆燙2～3分鐘去油，再切成細條狀。蘆筍先切成4㎝長。洋蔥切成7～8㎜寬的細條，胡蘿蔔先切成5㎜粗細的條狀。

❷以平底鍋熱油，再倒入步驟①的食材，炒至洋蔥變成透明色，再倒入食材**A**。煮滾後，淋入以2小匙水調開的太白粉水勾芡。

（檢見崎聰美）

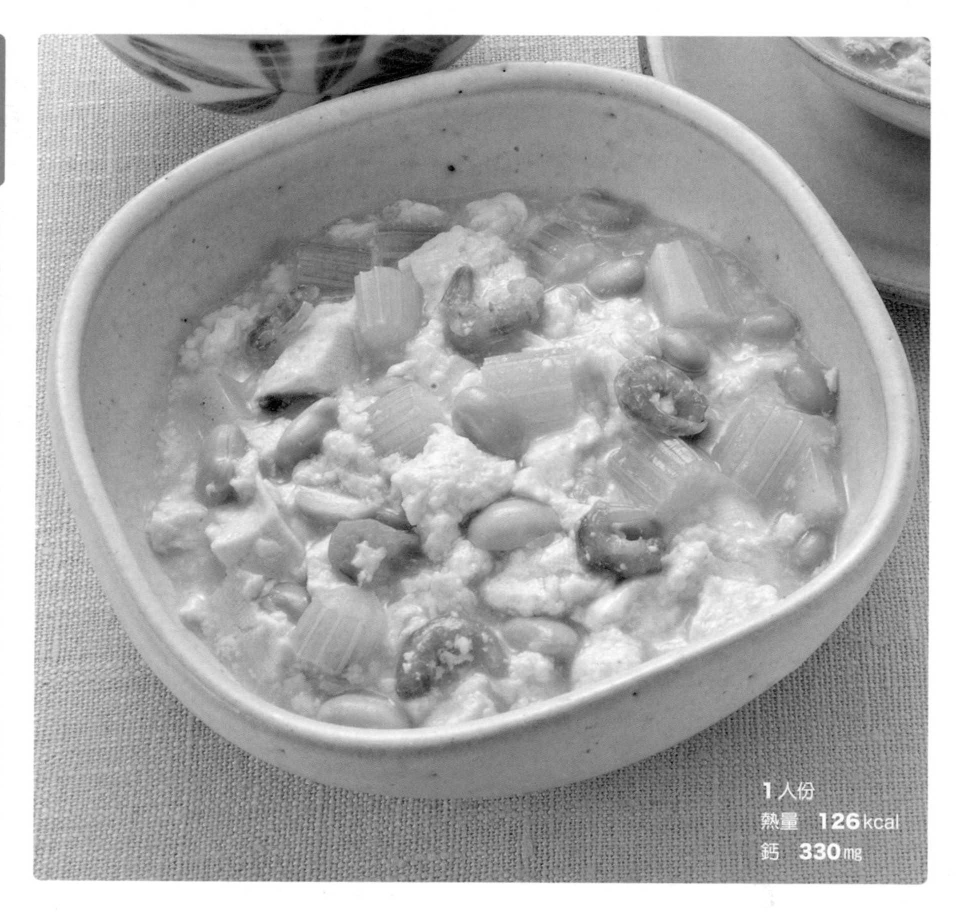

富含優質的蛋白質與膳食纖維

芡汁蝦米豆腐

食材（2人份）

板豆腐…⅔塊（200g）
蝦米…1大匙（6g）
芹菜…1根（80g）
毛豆（帶殼）…100g（淨重50g）

A 熱水…¾杯
雞湯塊…⅛塊

B 鹽、胡椒…各少許
蠔油…½小匙

太白粉…1小匙

作法

❶蝦米先泡在¼杯的熱水（額外份量）30分鐘，直到泡發為止。芹菜先切成1.5㎝的塊狀，毛豆先燙熱再剝出豆仁。

❷將步驟①的蝦米連同泡發的水、食材**A**倒入鍋中，一邊加熱，一邊將撥碎的豆腐倒入鍋中。煮滾後，倒入芹菜與毛豆，再繼續煮2～3分鐘。最後以食材**B**調味。

❸淋入以2小匙水調開的太白粉水勾薄芡。

（檢見崎聰美）

搭配梅乾可提升鈣的吸收率

梅乾魩仔魚

食材（容易製作的份量，成品為150 g）

魩仔魚…50 g

梅乾…去籽、3顆量（30 g）

酒…½ 杯

水…1 杯

作法

將所有食材倒入鍋中，靜置5分鐘，再開火煮到水分收乾為止。

（堀知佐子）

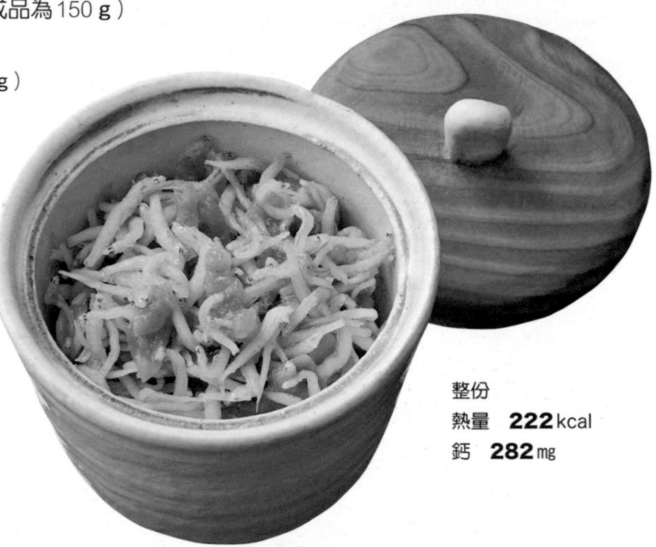

整份

熱量 **222** kcal

鈣 **282** mg

利用蒟蒻絲的膳食纖維替腸胃大掃除

梅乾魩仔魚炒蒟蒻絲

食材（2人份）

梅乾魩仔魚（作法如上）…30 g

蒟蒻絲…⅔ 球（100 g）

麻油…約 1 小匙

作法

❶蒟蒻絲先快速氽燙一遍，再以濾網撈起來，切成方便入口的長度。

❷以平底鍋熱好麻油後，倒入梅乾魩仔魚與步驟①的食材，再拌炒均勻即可。

（堀知佐子）

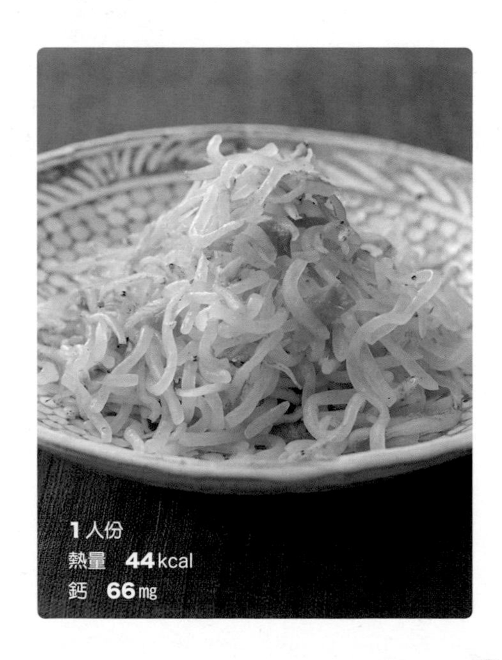

1 人份

熱量 **44** kcal

鈣 **66** mg

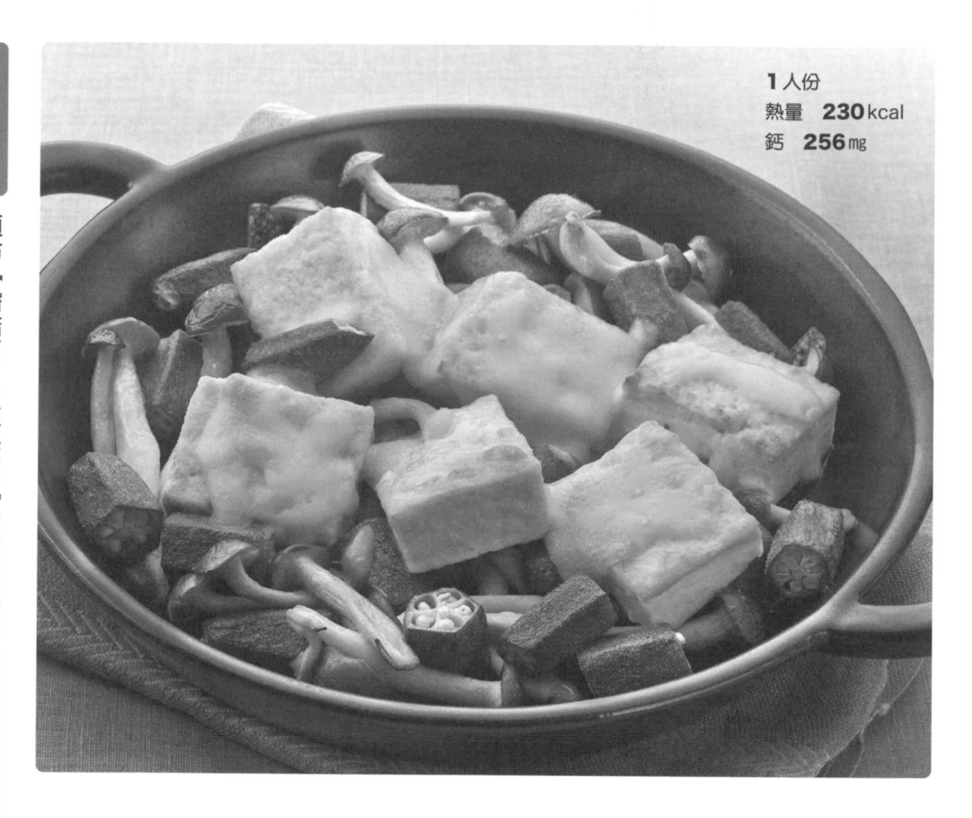

與蔬菜、起司一起煎的豆腐其實很有飽足感

起司香煎豆腐

食材（2人份）

板豆腐…1塊（300g）
鴻喜菇…2小包（160g）
秋葵…10根（100g）
披薩專用起司…25g
低筋麵粉…適量
橄欖油…½大匙
鹽…⅛小匙
胡椒…少許

作法

❶豆腐先直切成兩半，再橫切成6塊，總共切成12塊。鴻喜菇先切掉硬根部，再拆成小朵。秋葵先切成2cm長備用。

❷豆腐先以餐巾紙擦乾表面的水分，再於面積較寬的兩面抹低筋麵粉。以平底鍋熱油後，將豆腐放入鍋中，以中火煎至兩面變色，再從鍋中取出備用。

❸將鴻喜菇、秋葵倒入步驟②的平底鍋，稍微拌炒一下，再撒鹽與胡椒。

❹將步驟③的食材倒入耐熱容器，再將步驟②的食材鋪在上面。撒一些起司，再送入烤箱烤7～8分鐘。（檢見崎聰美）

魩仔魚的鮮美與一點點的鹹味，造就這道口味清爽的料理

魩仔魚燉南瓜

食材（2人份）

南瓜…⅛顆（200g）

魩仔魚…5g

作法

❶南瓜先切成1.5cm寬。

❷將步驟①的食材倒入鍋中，再倒入蓋過食材的水，以中火加熱。倒入魩仔魚，蓋上鍋蓋悶煮7～8分鐘，直到南瓜變軟為止。

（檢見崎聰美）

1人份
熱量 **96**kcal
鈣 **28**mg

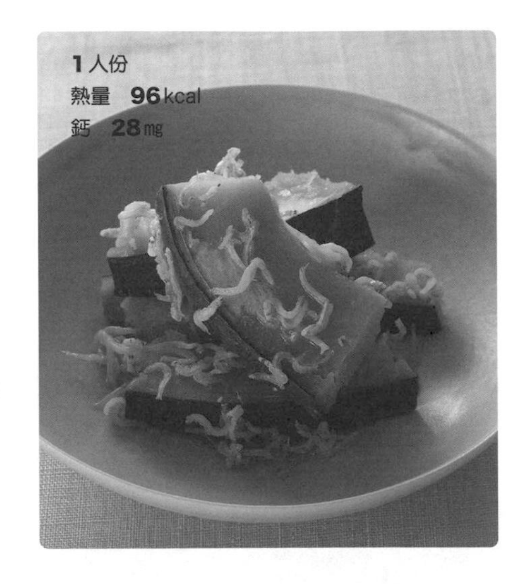

大量使用可降低膽固醇的洋蔥

水煮洋蔥沙拉

食材（2人份）

洋蔥…1顆（150g）

櫻花蝦…3g

A | 橄欖油…1小匙
醋…2小匙
鹽、胡椒…各少許

山葵…適量

作法

❶洋先切成1cm寬的半月形，再快速汆燙一遍並瀝乾水分。

❷將櫻花蝦倒入平底鍋乾炒，再以雙手將櫻花蝦揉成細塊。

❸將步驟①的食材倒入調理盆，再依序倒入食材**A**，接著倒入步驟②的食材與少量的山葵拌勻。盛盤後，可視個人口味綴上些許山葵。

（檢見崎聰美）

1人份
熱量 **53**kcal
鈣 **46**mg

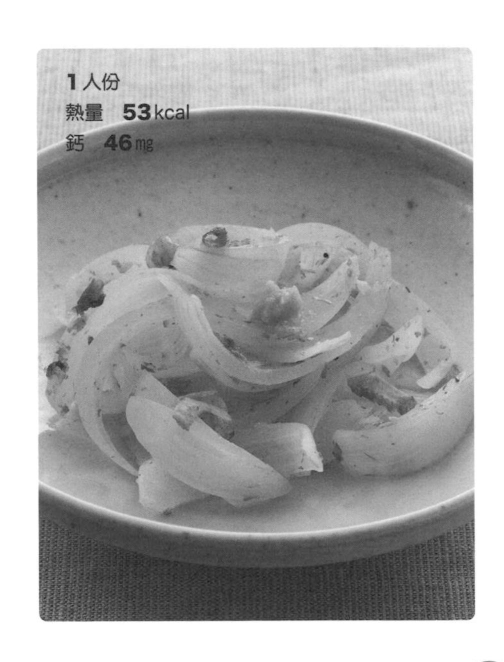

利用鮮美的乾燥魩仔魚打造溫潤的風味

醋漬胡蘿蔔魩仔魚

食材（2人份）

胡蘿蔔…½ 根（80 g）

魩仔魚乾…10 g

A | 醋…1大匙
味醂…1小匙

作法

❶胡蘿蔔先切成厚片狀再汆燙。燙熟後，以濾網撈起，趁熱與食材**A**拌勻。

❷放涼後，倒入魩仔魚即可。

（檢見崎聰美）

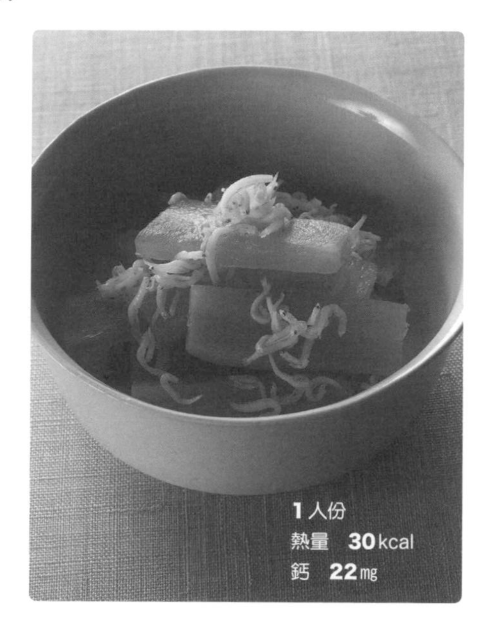

1人份
熱量　**30**kcal
鈣　**22**mg

鮮味極度濃縮的櫻花蝦是亮點

涼拌小松菜櫻花蝦佐辣油

食材（2人份）

小松菜…½ 把（160 g）

櫻花蝦…2 g

高湯…½ 杯

醬油、味醂…各1小匙

辣油…½ 小匙

作法

❶小松菜先切成4㎝長。

❷將高湯、醬油、味醂倒入鍋中加熱，再倒入步驟①的食材與櫻花蝦，以中火煮3分鐘。最後再淋上辣油增添風味。

（秋山里美）

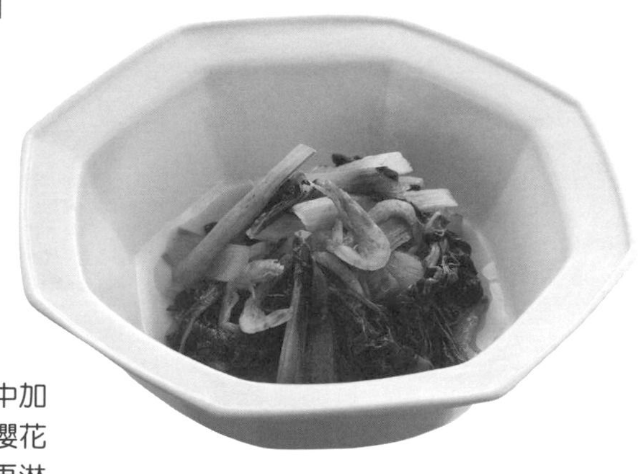

1人份
熱量　**34**kcal
鈣　**158**mg

利用魩仔魚的鮮味增加風味，也可以當成常備菜

炒糯米椒鴻喜菇與魩仔魚

食材（2人份）

糯米椒…1包（80g）

鴻喜菇…1包（80g）

魩仔魚…10g

沙拉油…½ 大匙

水…2大匙

醬油…¼ 小匙

作法

❶糯米椒先以斜刀切成8mm寬的片狀，鴻喜菇先去除硬根部再拆成小朵。

❷將沙拉油倒入平底鍋，再以中火熱油。倒入魩仔魚與步驟①的食材拌炒至食材變軟之後再倒水。煮到水分收乾之後，淋入些許的醬油。

（檢見崎聰美）

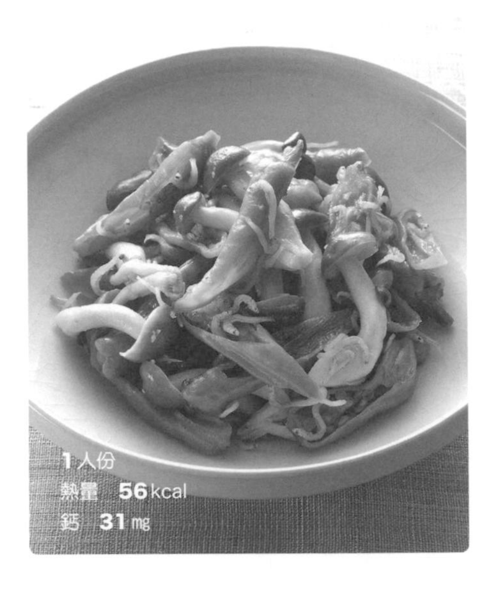

1人份
熱量 56kcal
鈣 31mg

利用櫻花蝦的鮮味製作微辣的醬汁

醬油高麗菜櫻花蝦

食材（2人份）

高麗菜…2片（120g）

櫻花蝦（乾燥）…2小撮（1g）

A | 醬油…1小匙
辣油…少許
長蔥蔥花…½ 小匙

作法

❶高麗菜先切成兩半，放入耐熱的保鮮袋，再放進微波爐加熱50秒。拿出來之後，切成大塊再盛盤。

❷將切成粗粒的櫻花蝦與食材**A**拌勻，淋在步驟①的食材上。

（岩崎啟子）

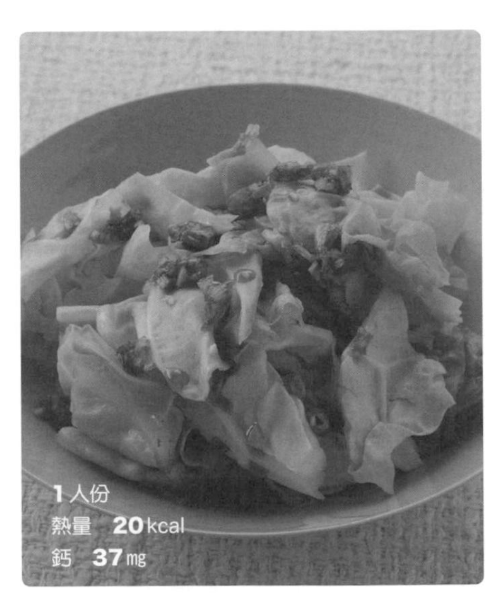

1人份
熱量 20kcal
鈣 37mg

用油炒過，成分就會產生變化，提升大蒜的抗氧化效果

蒜味魩仔魚高麗菜

食材（2人份）

大蒜…1大瓣（10g）
魩仔魚…5g
高麗菜…3片（150g）
橄欖油…1大匙

作法

❶大蒜先剁成末，再與魩仔魚、油一同倒入鍋中，炒到變乾為止。
❷將切成一口大小的高麗菜燙熟，瀝乾水分，再以步驟①的食材涼拌。

（檢見崎聰美）

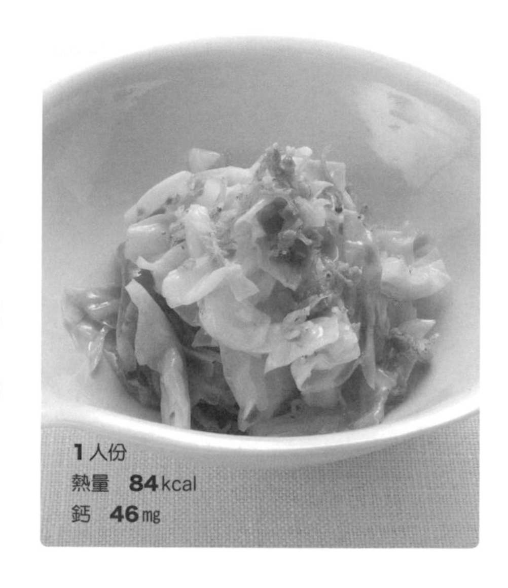

1人份
熱量 84kcal
鈣 46mg

利用白花菜提升免疫力以預防感冒

牛奶燉白花菜

食材（2人份）

白花菜…⅓朵（180g）
A 牛奶（低脂）…1杯
　高湯粉…1小匙
太白粉…2小匙
羅勒…適量

作法

❶白花菜先分成小朵。
❷將食材A倒入小鍋加熱後，倒入步驟①的食材，蓋上鍋蓋，煮7～8分鐘，直到食材煮熟為止。
❸以4小匙的水調開太白粉，再淋入鍋中勾芡。盛盤後，撒一些切成末的羅勒。

（金丸繪里加）

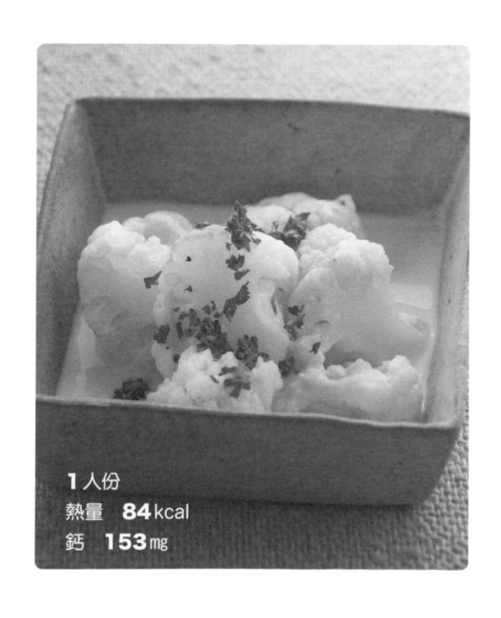

1人份
熱量 84kcal
鈣 153mg

富含鈣質的一道料理，就算冷掉也很美味

熱炒魩仔魚小松菜

1人份
熱量 43kcal
鈣 112mg

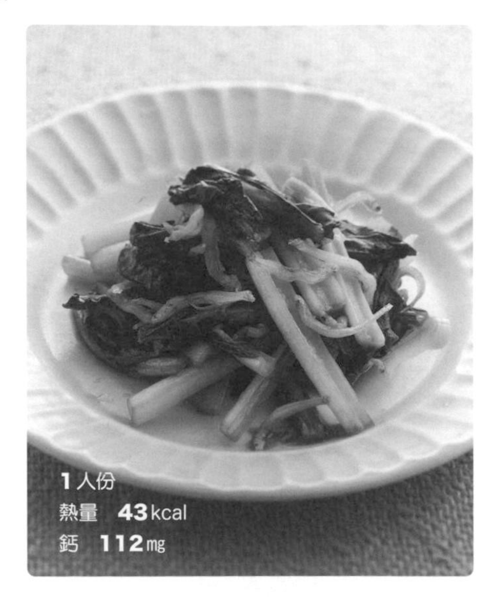

食材（2人份）

小松菜…⅓把（100g）

魩仔魚…10g

沙拉油…1小匙

酒、醬油…各½大匙

作法

❶小松菜先切成4～5㎝長，再將菜葉與菜梗分開。

❷將油倒入鍋子加熱後，倒入魩仔魚與步驟①的菜梗，炒到菜梗變軟為止。

❸倒入步驟①的菜葉拌炒，再依序倒入酒、醬油，快速拌炒。

（金丸繪里加）

緩緩滲入身體的古早味

蘿蔔乾燉煮櫻花蝦

1人份
熱量 51kcal
鈣 93mg

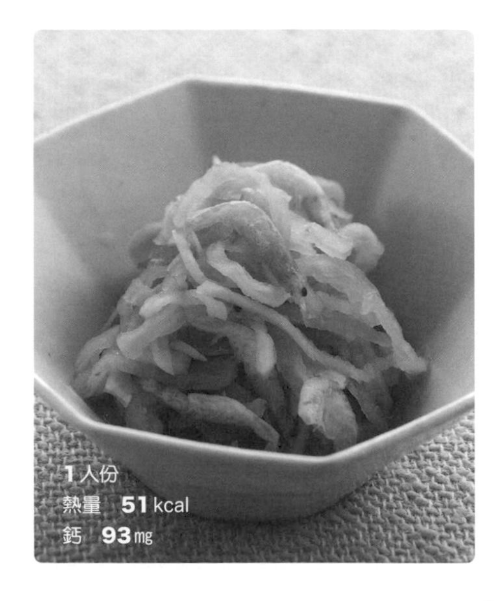

食材（2人份）

蘿蔔乾…20g

櫻花蝦…4g

A 高湯…½杯
醬油…2小匙
酒…½大匙
砂糖…1小匙

作法

❶先將蘿蔔乾泡在水裡，直到泡發為止。將變軟的蘿蔔乾切成適合入口的長度。

❷將食材**A**倒入鍋中煮滾，再倒入步驟①的食材與櫻花蝦，煮到湯汁收乾為止。

（金丸繪里加）

讓鮮味滿滿的香菇充當容器

泡菜起司烤香菇

食材（2人份）
鮮香菇…4朵（48g）
白菜泡菜（市售品）…30g
起司片（會融化的類型）…1片（20g）

作法
❶香菇先切掉硬梗，泡菜先切成粗塊。
❷將步驟①的泡菜等量填入香菇的傘狀構造之中，再鋪上分成4等分的起司，然後送入烤箱烤5～6分鐘，直到起司融化，變成金黃色為止。

（金丸繪里加）

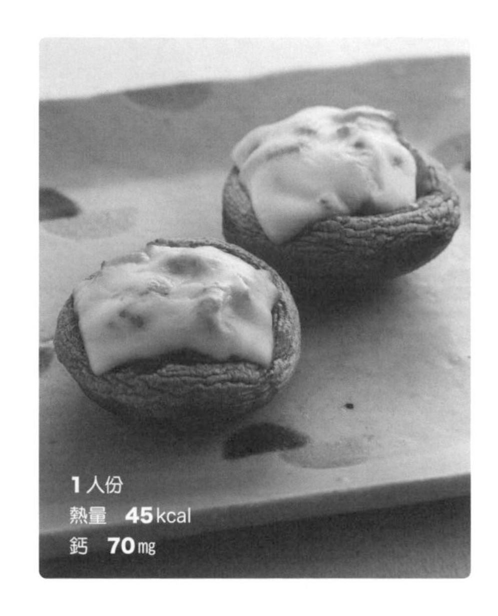
1人份
熱量 45kcal
鈣 70mg

又綿又滑的奶香味

菜豆優格沙拉

食材（2人份）
菜豆…1包（150g）
原味優格…60g
橄欖油…½小匙
鹽…⅛小匙
胡椒、紅辣椒粉…各少許

作法
❶將餐巾紙鋪在濾網，再倒入優格，靜置20分鐘，瀝乾水分。菜豆先切成4cm長，再稍微燙熟。
❷以平底鍋熱油，再倒入菜豆拌炒。撒入鹽與胡椒之後關火，靜置待涼。拌入步驟①的優格再盛盤。撒一些紅辣椒粉增添風味。

（檢見崎聰美）

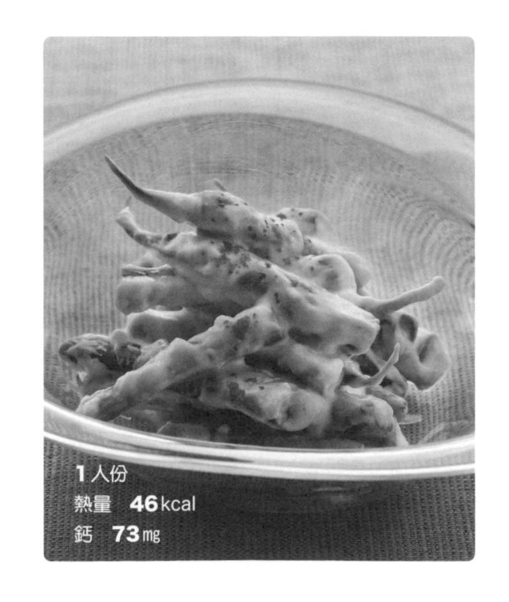
1人份
熱量 46kcal
鈣 73mg

預防【膽結石】
要多攝取「**維他命C**」
豐富的水果與蔬菜

維他命C有促進膽汁酸排泄的效果，讓我們多攝取富含維他命C的蔬菜或水果吧（詳情請參考82～83頁）。

用烤魚架烤雞腿，去除多餘脂肪

烤雞佐
葡萄柚醬汁

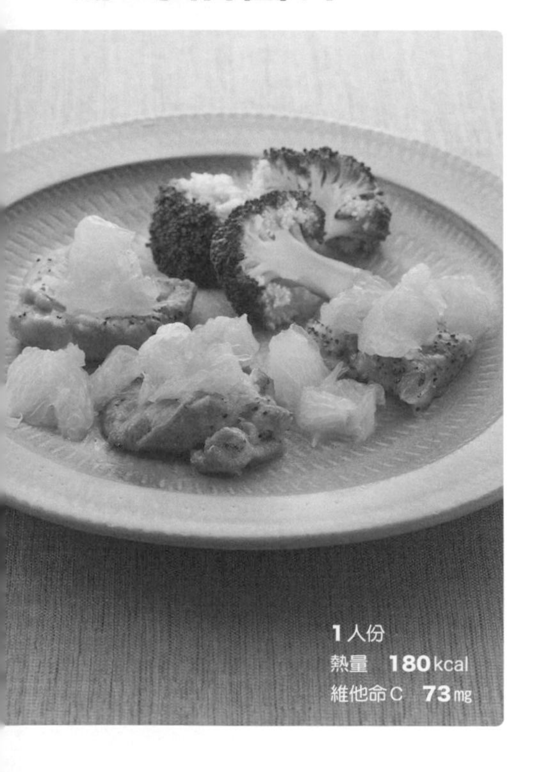

1人份
熱量 **180**kcal
維他命C **73**mg

食材（2人份）
雞腿（去皮）…200g
葡萄柚…½顆（100g）
綠花椰菜…⅓朵（80g）

A | 鹽…½小匙
粗黑胡椒粉…少許

B | 檸檬汁…1大匙
橄欖油…1小匙
鹽…少許

作法

❶雞腿先切成一口大小，撒上食材**A**，然後放在烤魚架烤8～10分鐘。
❷葡萄柚先剝掉薄膜，再將果肉撥成小塊，放入調理盆之後再拌入**B**。
❸綠花椰菜先拆成小朵再汆燙，直到顏色變得鮮豔為止。
❹將步驟①的食材盛盤，再附上步驟③的食材以及淋上步驟②的食材。

（檢見崎聰美）

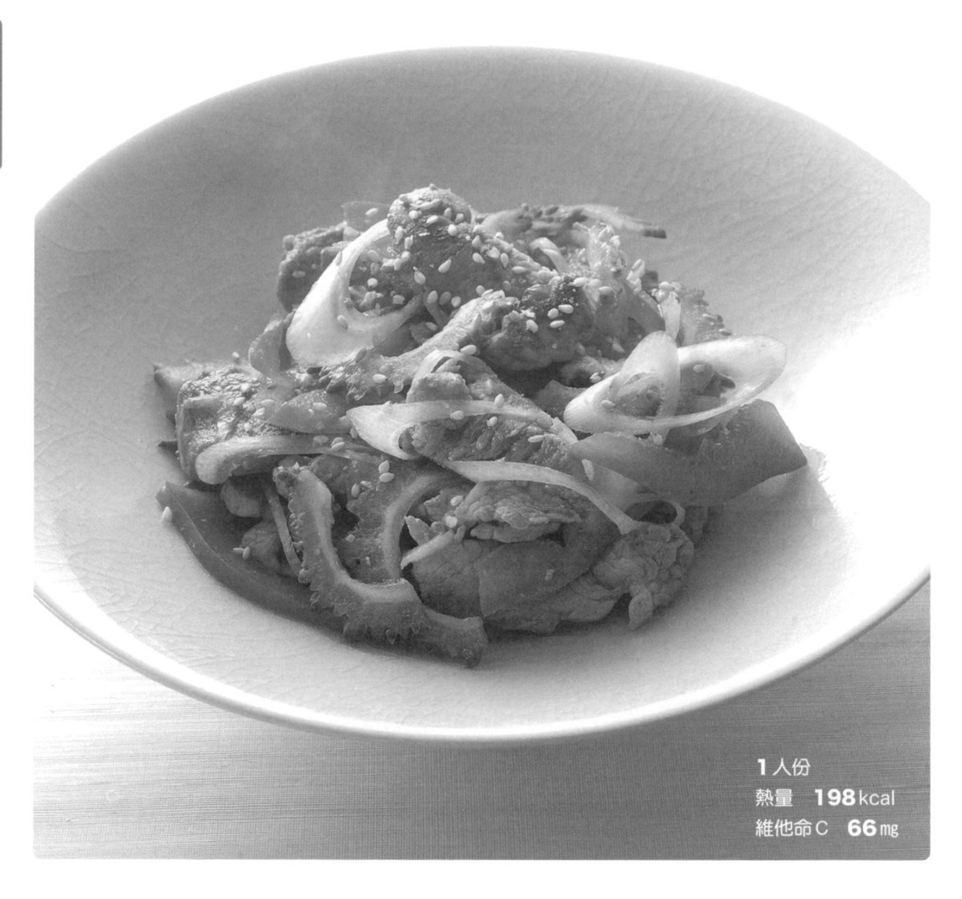

利用香醇的味噌替肥肉較少的豬里肌調味

味噌肉燥炒苦瓜

食材（2人份）

豬里肌肉塊…200 g
苦瓜…⅕根（50 g）
彩椒（紅色）…¼顆（50 g）
長蔥…½根（50 g）
A 味噌…1大匙
麻油…½大匙
熟白芝麻…少許

作法

❶豬里肌先切成3～4㎜厚的薄片，再以食材**A**醃漬。
❷苦瓜先剖成兩半，去除種籽與薄膜，再切成小段。彩椒先切成薄片，長蔥先以斜刀切成薄片。
❸以中火加熱平底不沾鍋，再將步驟①的食材攤在鍋裡，炒到變色為止。倒入步驟②的食材再快速拌炒。
❹盛盤後，撒上芝麻增添香氣。（檢見崎聰美）

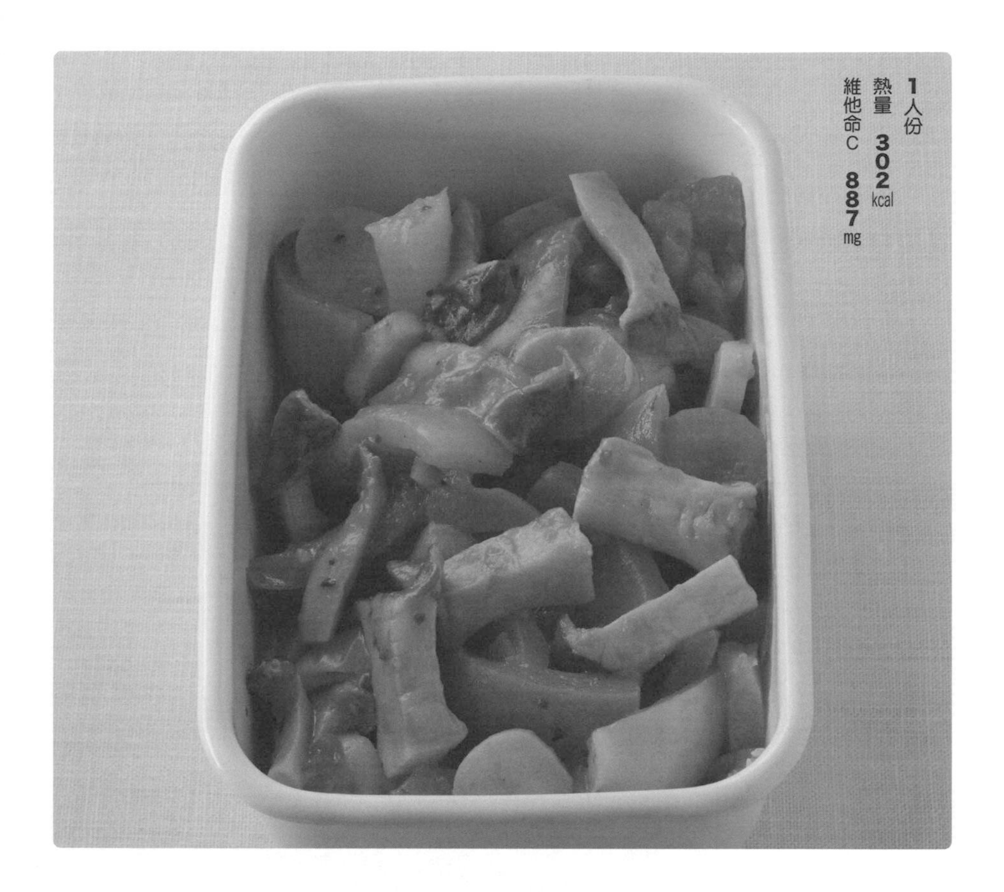

讓菇類與蔬菜的鮮甜發揮最大效果的簡單版普羅旺斯雜燴

杏鮑菇彩椒普羅旺斯雜燴

食材

（方便烹調的份量，成品為540ｇ）
杏鮑菇…2包（200ｇ）
彩椒（紅、黃）…各1顆（300ｇ）
洋蔥…¼顆（35ｇ）
大蒜…½片
橄欖油…1又½小匙
蕃茄罐頭（切塊）…½罐（200ｇ）
胡椒、香草（羅勒、牛至、
百里香或其他）…各少許
鹽…⅕小匙

作法

❶杏鮑菇的梗切成圓片，傘狀部分切成塊狀，彩椒以滾刀切塊，洋蔥切成小丁，大蒜切成末。

❷將油、大蒜倒入鍋中爆香，再倒入洋蔥均勻拌炒。倒入彩椒與杏鮑菇之後再繼續拌炒。

❸倒入罐頭蕃茄、胡椒、香草，蓋上鍋蓋煮至沸騰再轉成小火，悶煮15分鐘。最後撒鹽調味。

（岩崎啟子）

將蔬菜切成相同粗細與大小，就會很美味

鹽味馬鈴薯炒青椒

食材（2人份）
馬鈴薯…1顆（100g）
青椒…2顆（60g）
沙拉油…½ 大匙
鹽…少許

作法
❶馬鈴薯、青椒都先切成細絲。馬鈴薯先清洗再瀝乾水分。
❷以平底鍋熱油，再以中火將步驟①的食材炒軟。最後撒鹽調味。

（檢見崎聰美）

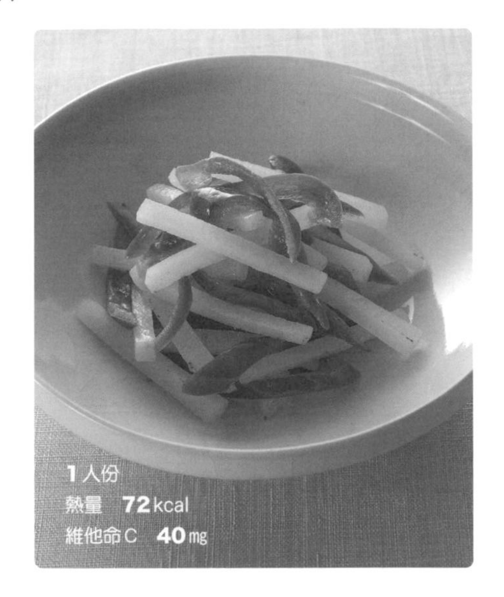
1人份
熱量　72kcal
維他命C　40mg

彩椒的抗氧化效果能預防血管老化

淺漬洋蔥與彩椒

食材（2人份）
洋蔥…½ 顆
彩椒（紅、黃）…各½ 顆
紅酒醋…100mℓ
水…100mℓ
蜂蜜…1大匙
鹽、胡椒…各少許

作法
❶蔬菜先切成方便入口的大小，再撒鹽與胡椒調味。
❷將所有食材倒入保鮮容器醃漬。

（落合貴子）

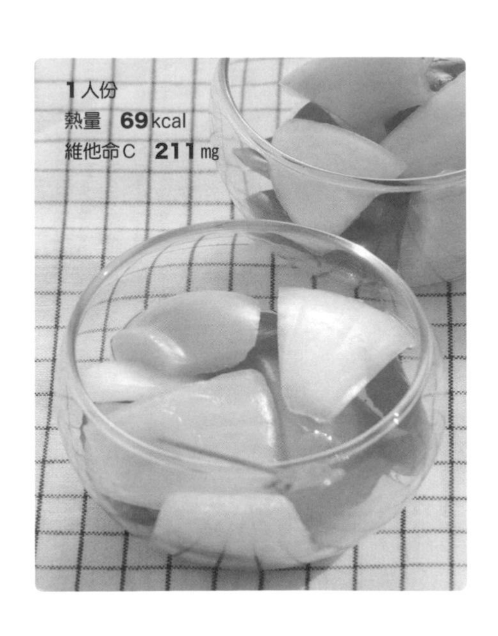
1人份
熱量　69kcal
維他命C　211mg

苦瓜的苦和玉米的甜，與芝麻味噌非常對味

涼拌芝麻味噌苦瓜玉米

食材（2人份）

苦瓜…½ 根（120 g）

玉米罐頭（顆粒）…⅓ 小罐（40 g）

A
- 白芝麻粉…1大匙
- 味噌…約1大匙（15 g）
- 砂糖…½ 大匙
- 高湯…1小匙

作法

❶苦瓜先剖成兩半，以湯匙刮除種籽與薄膜，然後切成薄片，快速汆燙一遍。玉米先瀝乾水分。

❷將食材 **A** 倒入調理盆攪拌均勻，再與步驟①的食材拌在一起。

（金丸繪里加）

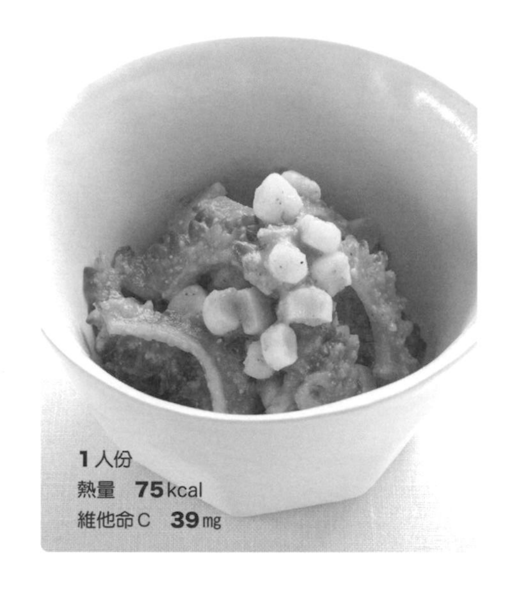

1人份
熱量 **75**kcal
維他命C **39**mg

介於沙拉與醬菜之間的滋味

水煮高麗菜佐紅藻香鬆

食材（2人份）

高麗菜…3片（150 g）

紅藻香鬆…½ 小匙

作法

❶高麗菜先切成一口大小，放入煮沸的熱水快速汆燙一下。或是放進微波爐加熱2～3分鐘。

❷瀝乾水分之後，趁熱撒上紅藻香鬆。

（檢見崎聰美）

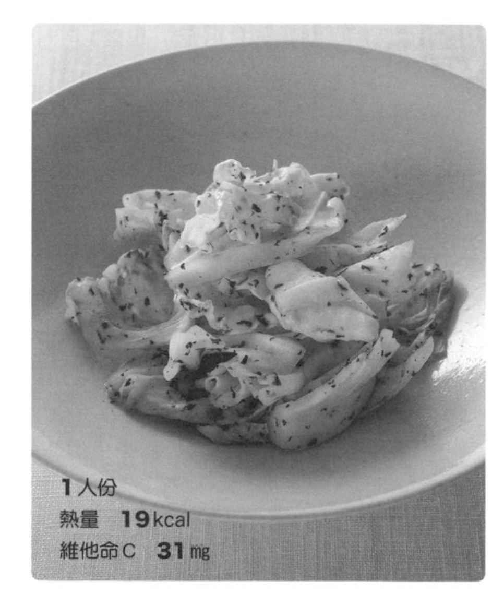

1人份
熱量 **19**kcal
維他命C **31**mg

彩椒與青紫蘇富含β-胡蘿蔔素

烤彩椒青紫蘇沙拉

食材（2人份）

彩椒…1大顆（180g）

青紫蘇…6片（6g）

A
- 醬油…½小匙
- 橄欖油…1小匙
- 醋…1又½小匙
- 胡椒…少許

作法

❶彩椒先剖成兩半，放入烤魚架徹底烤熟。去皮後，滾刀切塊。青紫蘇先撕成碎片。

❷將食材**A**調勻，再與步驟①的食材拌在一起。

（岩崎啟子）

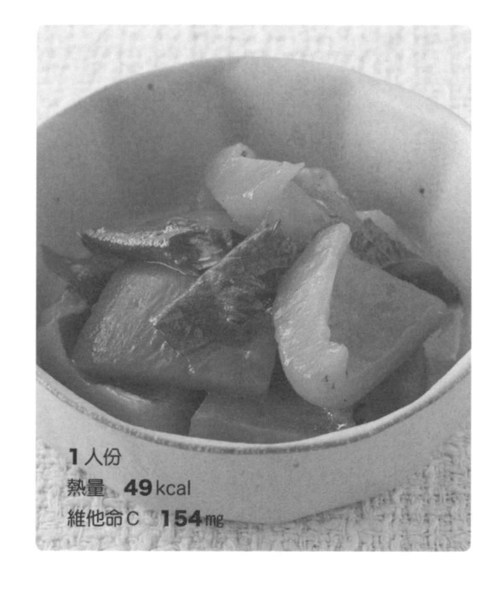

1人份
熱量 **49**kcal
維他命C **154**mg

山藥也有降血糖的效果

山藥泥醋漬夏蜜柑

食材（2人份）

山藥…80g

夏蜜柑…½顆（120g）

醋、水…各1大匙

青海苔粉…少許

作法

❶山藥先去皮，泡在醋水（額外份量）15分鐘，然後洗掉表面的黏液與擦乾水氣。切成一口大小之後，倒入保鮮袋，再以研磨棒拍成泥。

❷夏蜜柑先剝除表面的薄膜，再撥成一口大小。

❸將醋、水倒入步驟①的保鮮袋。拌勻後，再倒入步驟②的食材拌勻。盛盤後，撒點青海苔粉即可。

（檢見崎聰美）

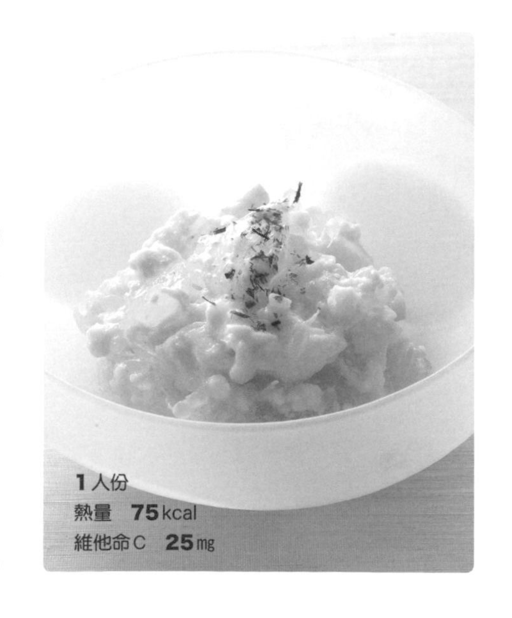

1人份
熱量 **75**kcal
維他命C **25**mg

利用維他命C豐富的蓮藕烹調的簡單料理

黑胡椒香煎蓮藕

食材（2人份）

蓮藕…6cm（120g）

橄欖油…½小匙

鹽…少許（0.5g）

粗黑胡椒粉…適量

作法

❶蓮藕先切成1～1.5cm厚的半月形薄片。

❷以平底鍋熱油，再煎至兩面略帶顏色。撒鹽之後，淋入1大匙水，蓋上鍋蓋悶煮3～4分鐘，直到蓮藕熟透為止。

❸盛盤後，撒黑胡椒增添香氣。

（金丸繪里加）

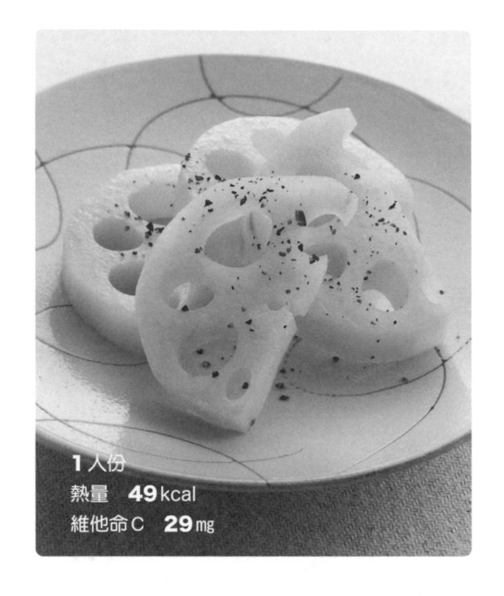

1人份
熱量 **49**kcal
維他命C **29**mg

膳食纖維豐富的鹿尾菜與味噌湯意外對味

鹿尾菜與高麗菜味噌湯

食材（2人份）

長鹿尾菜（乾燥）…4g

高麗菜…1大片（80g）

高湯…2杯

味噌…2小匙

作法

❶鹿尾菜先洗乾淨，泡在水裡泡發。高麗菜先切成大塊。

❷將高湯與瀝乾水分的鹿尾菜倒入鍋中，加熱煮滾後，倒入高麗菜，繼續煮2～3分鐘。

❸調入味噌後，再煮滾一次即可關火。

（金丸繪里加）

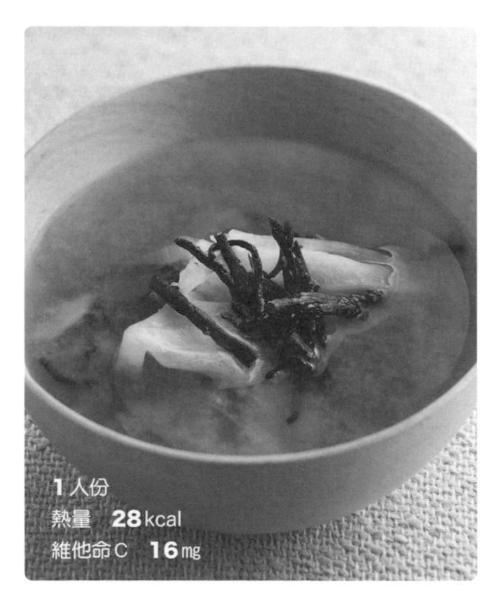

1人份
熱量 **28**kcal
維他命C **16**mg

鉀、鎂、維他命C都很豐富

白花菜&鳳梨果汁

食材（1人份）

白花菜…2朵（30g）

鳳梨…¼顆（淨重100g）

水…¼杯

作法

白花菜與鳳梨都切成2㎝丁狀。倒入水後，以果汁機打至綿滑。

（檢見崎聰美）

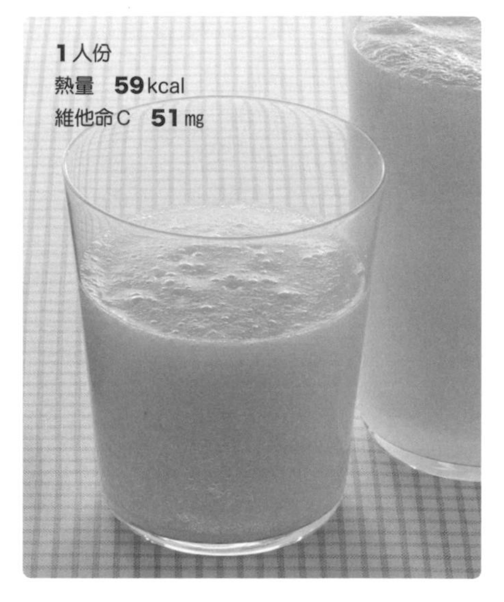

1人份
熱量 59kcal
維他命C 51㎎

奇異果的鉀與高麗菜的膳食纖維是身體的清道夫

奇異果&高麗菜果汁

食材（1人份）

奇異果…1又½顆（150g）

高麗菜…1片（50g）

水…2大匙

作法

奇異果先去皮再切成2㎝丁狀，高麗菜也切成2㎝塊狀。倒入水後，以果汁機打至綿滑。

（檢見崎聰美）

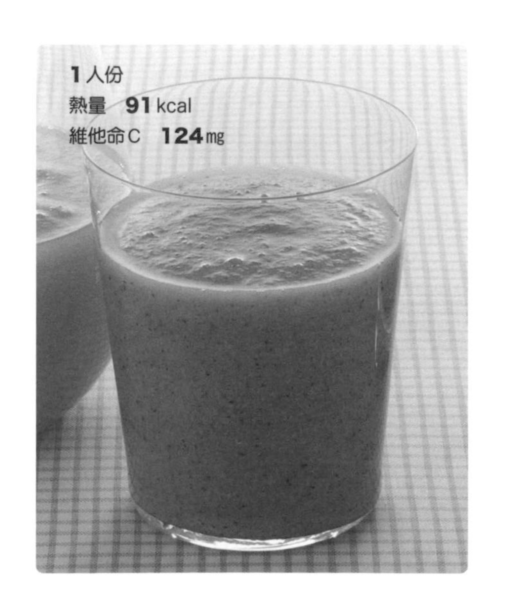

1人份
熱量 91kcal
維他命C 124㎎

能降低膽固醇與預防【膽結石】的「維他命E」食譜

維他命E能減少膽汁酸的膽固醇成分，有效預防膽結石形成。讓我們一起攝取堅果類與海鮮類的料理吧（詳情請參考84頁）。

健康蔬菜山麻含有大量的鉀

山麻干貝米粉海鮮煎餅

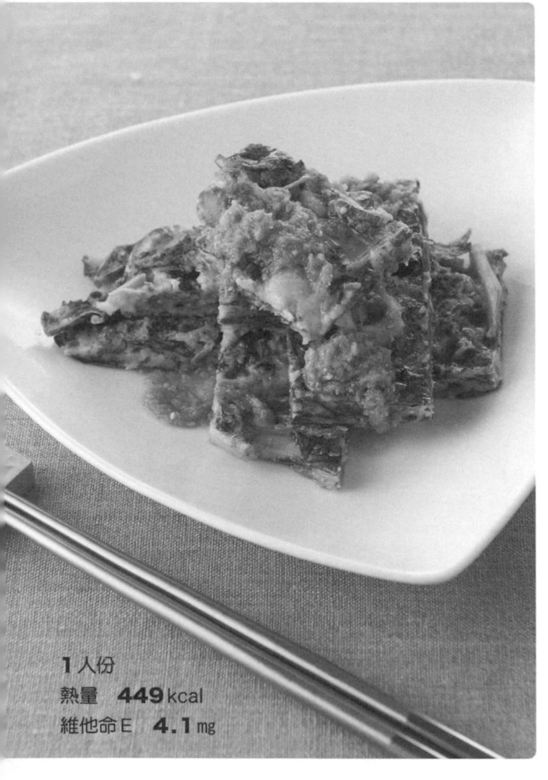

1人份
熱量　**449**kcal
維他命E　**4.1**mg

食材（1人份）

山麻…½包
小干貝…60g
麻油…1大匙

A
- 高湯粉…½小匙
- 米粉…50g
- 雞蛋…½顆（25g）
- 水…50mℓ

B
- 柑橘醋、麻油…各1小匙
- 蒜泥、薑泥、白芝麻粉…各適量

作法

❶山麻先切成3cm長，小干貝先切成2等分。

❷將食材**A**倒入調理盆攪拌，再倒入步驟食材，攪拌至所有食材均勻混合。

❸以平底鍋熱油，再倒入步驟②的食材，煎至兩面變色為止。

❹將煎餅切成方便食用的大小之後盛盤，再淋上預拌的食材**B**。

（野口律奈）

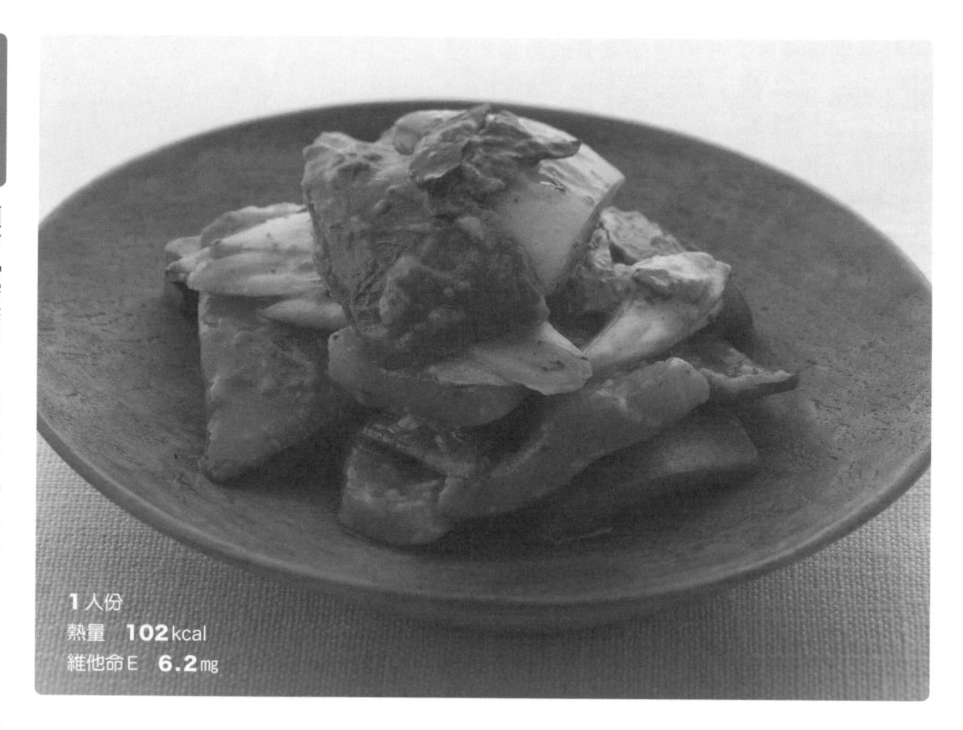

將能降低膽固醇的酪梨做成微辣風味

烤青椒佐涼拌酪梨

食材（2人份）

青椒…3顆（90g）
彩椒（紅、黃）…各½顆（150g）
長蔥…½根（50g）
辣椒（四川省產）…5～7根
（沒有的話，可選用一般的辣椒…3～5根）
酪梨（熟透）…⅓顆（淨重30g）

A
砂糖…1小匙
醋…2小匙
醬油…1又½小匙
胡椒…少許

作法

❶青椒與彩椒都以滾刀切成一口大小，長蔥先以斜刀切成1㎝寬的片狀，辣椒先切半去籽，酪梨先去皮去籽，再搗成泥狀。

❷將步驟①的青椒與彩椒倒入平底不沾鍋，煎至兩面變色，再撈到調理盆備用。

❸將步驟①的長蔥與辣椒倒入同一個平底鍋，再以小火煎到變焦，撈到步驟②的調理盆備用。

❹等到步驟③的辣椒冷卻後，用手剝成小塊，再倒入步驟①的酪梨與食材**A**，然後攪拌均勻。

（菰田欣也）

利用平底鍋快速完成飽足感滿分的魚類料理

酒蒸鮭魚

1人份
熱量 160kcal
維他命E 1.2mg

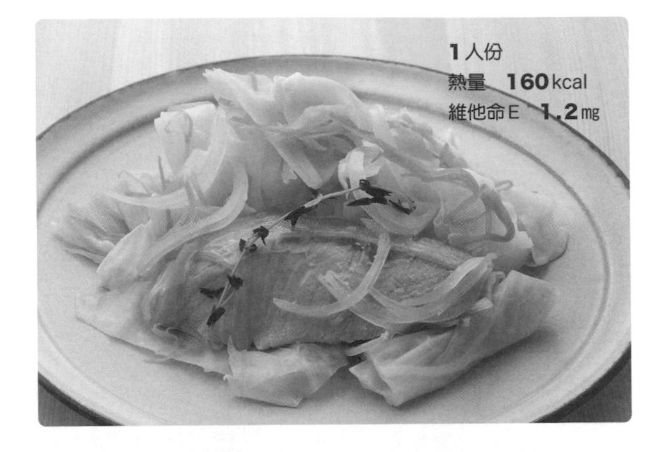

食材（2人份）

生鮮鮭魚…2塊（160g）
高麗菜…¼顆（250g）
洋蔥…⅓顆（50g）
胡蘿蔔…2cm（20g）
鹽…⅛小匙
胡椒…少許

A
月桂葉…1片
百里香…少許
白葡萄酒…2大匙
熱水…¼杯

作法

❶高麗菜先切成一口大小，洋蔥切薄片，胡蘿蔔切絲。鮭魚先撒鹽與胡椒醃漬。
❷將高麗菜放入平底鍋，再將鮭魚放在高麗菜上面，然後蓋上洋蔥與胡蘿蔔。依序倒入食材**A**，蓋上鍋蓋以中火悶煮12～13分鐘。（檢見崎聰美）

黏黏滑滑三重奏，食材的事前處理絕不可少

黏滑蔬菜

1人份
熱量 37kcal
維他命E 1.8mg

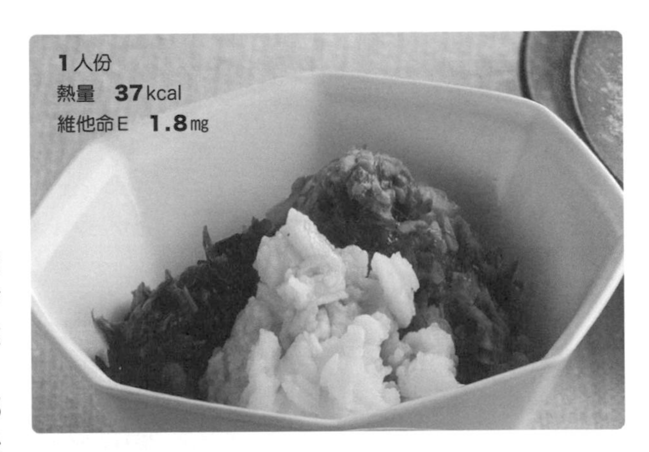

食材（2人份）

秋葵…8根（80g）
山麻…5根（40g）
山藥…5cm（40g）
醬油…2小匙

作法

❶秋葵先以鹽搓洗，去除表面的絨毛，再泡入冷水。撈出來剖開，去除種籽，再以菜刀剁碎。山麻只需要葉子的部分。將葉子摘下來之後水煮，再同樣以菜刀剁碎。山藥先切成適當的長度，以濾布包起來，然後以研磨棒拍成泥。
❷將步驟①的食材盛入盤中，淋上醬油，攪拌均勻即可享用。（野崎洋光）

使用富含鉀的酪梨

小蕃茄酪梨佐山葵醬油

食材（1人份）

小蕃茄…45 g

酪梨…50 g

A | 醬油…½ 小匙
　| 山葵…1 g

作法

❶小蕃茄先剖成兩半，酪梨則切成塊。

❷將食材**A**倒入調理盆調勻，再與步驟①的食材拌在一起。

（野口律奈）

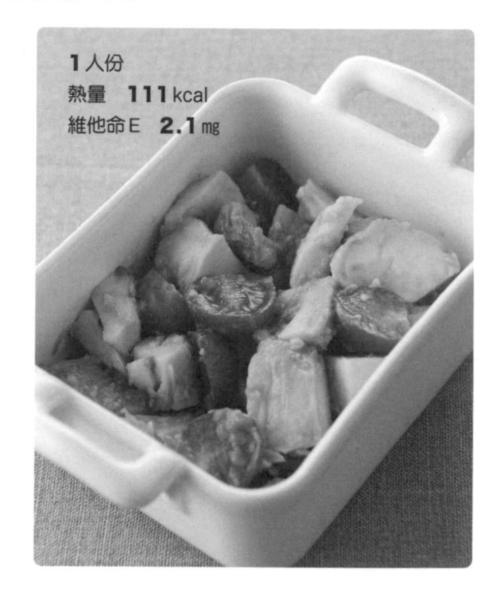

1人份
熱量 **111** kcal
維他命E **2.1** mg

以培根與起司的鹹味襯托出甜味

起司烤南瓜

食材（1人份）

南瓜…60 g

培根…20 g

披薩專用起司…15 g

胡椒…適量

羅勒（乾燥）…適量

作法

❶南瓜先切成5㎜厚的薄片，培根先切成5㎜寬的片狀。

❷將南瓜與培根放入烤盅，再撒上起司與胡椒，然後放入烤箱烤10分鐘。最後撒上羅勒即可。

（野口律奈）

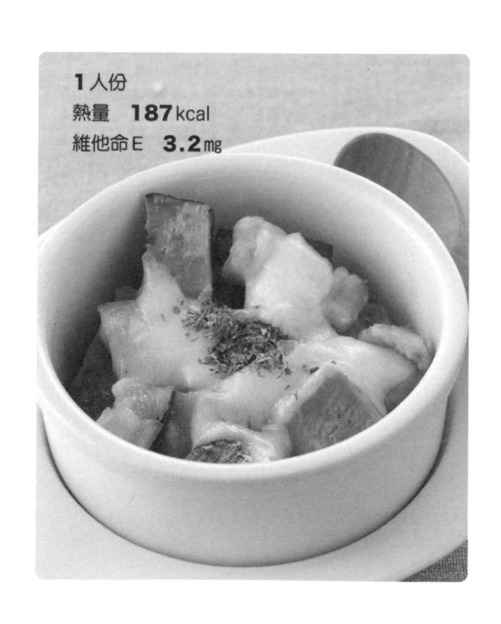

1人份
熱量 **187** kcal
維他命E **3.2** mg

利用富含鉀的食材增加香氣

加州梅杏仁司康

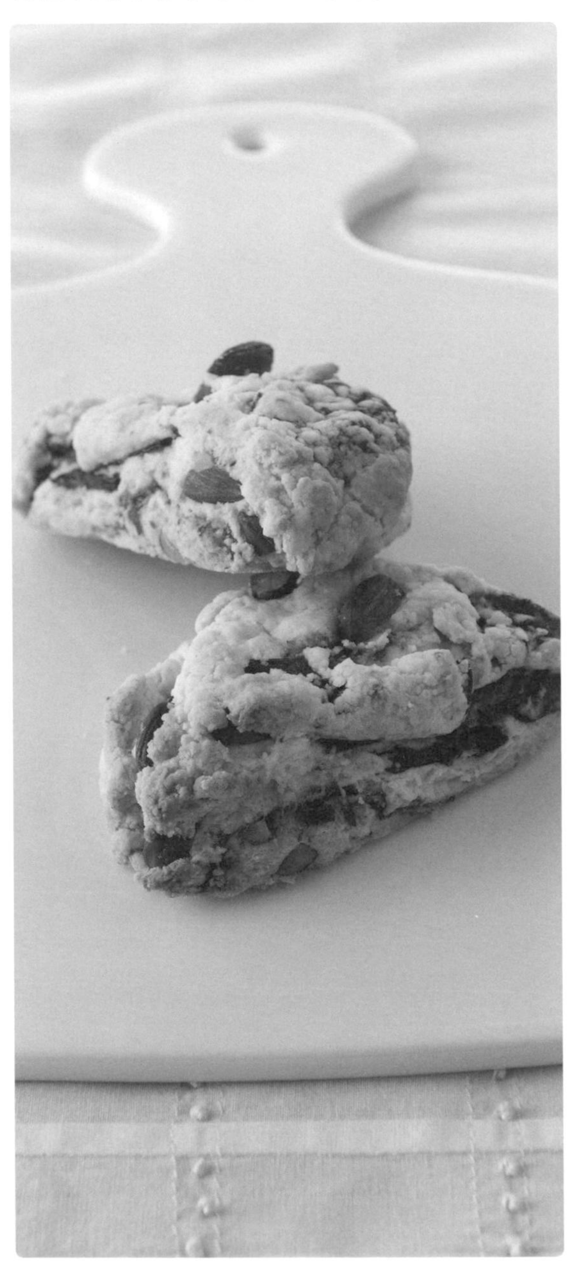

食材（1個，1人份）

乾燥加州梅…8 g
杏仁…4 g
無鹽奶油…5 g
砂糖…5 g
A ｜麵粉…20 g
　｜發粉…2 g
牛奶…8mℓ

作法

❶先將食材**A**拌在一起再過篩。

❷加州梅先切成適當的大小。杏仁先拍成粗粒，再以平底鍋乾炒。

❸利用打蛋器將奶油攪拌成綿滑的質感，再均勻拌入砂糖。倒入步驟①的食材與牛奶之後，以橡膠撥刀快速攪拌均勻。倒入步驟②的食材之後，快速攪拌均勻。

❹用雙手將食材捏成一團，再捏成厚度約3㎝的三角形。

❺將食材排在鋪有烘培紙的烤盤，送入預熱至180度的烤箱烤20分鐘。

（野口律奈）

1人份
熱量 **181** kcal
維他命E **1.5**㎎

Part 2

預防【膽結石】的10個飲食祕訣

前慶應義塾大學特任教授 栗原診所東京、日本橋院長
栗原 毅

膽結石是怎麼樣的疾病？為什麼會找上門？很多人罹患膽結石嗎？

膽結石就是膽汁成分凝固而成的結晶

膽汁是幫助脂肪、維生素消化與吸收的消化液，而膽結石則是膽汁成分凝固而成的結晶。

膽計是於肝臟製造，再於十二指腸排出，而膽汁流經的通道稱為膽道，膽道出現結石，引起疼痛的疾病稱為膽結石。膽結石這種症狀可根據結石的位置分成「膽囊結石」、「膽管結石」與「肝內結石」，其中的「膽囊結石」約佔八成，是最常見的膽結石，而「膽管結石」則佔二成左右，「肝內結石」則只有2％左右。

此外，結石還可依照成分分成膽固醇結石與色素結石。膽固醇結石是膽汁的膽固醇過高所造成的結晶，而色素結石之一的膽紅酸鈣結石則應該是由膽汁的細菌感染所引起。

容易出現膽結石的四個「F」

隨著飲食生活西化，越來越多人有膽結石的問題。

據說每十位成人就有一位有膽結石的問題。一般來說，容易罹患膽結石的人，具有「Forty（四十幾歲）」、「Female（女性）」、「Fecund（多產婦女）」、「Fatty（肥胖）」這四個特徵（請參考P72「這類人要特別注意膽結石」）。

超過半數的人會覺得肋骨下方、心窩與右肩疼痛

就算罹患了膽結石，有兩～三成的人幾乎沒有症狀（無症狀膽結石），但有超過半數的人會出現膽道痛等右側肋骨下方、心窩、右肩出現疼痛的症狀，而且這類疼痛通常

肝藏與膽囊的位置

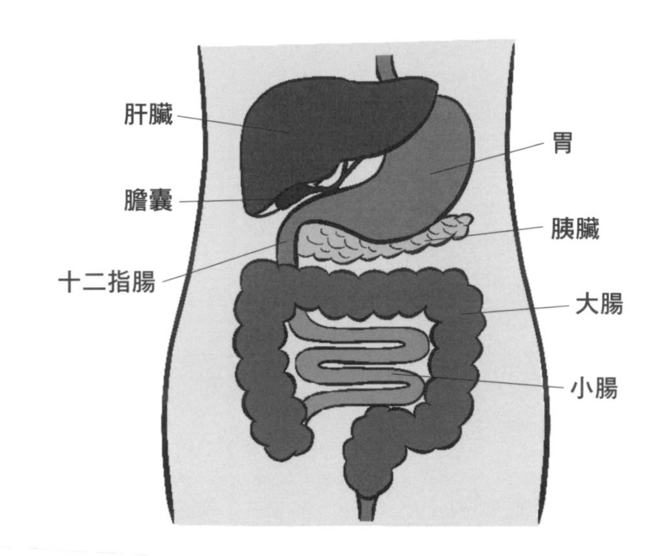

膽結石會在這裡形成

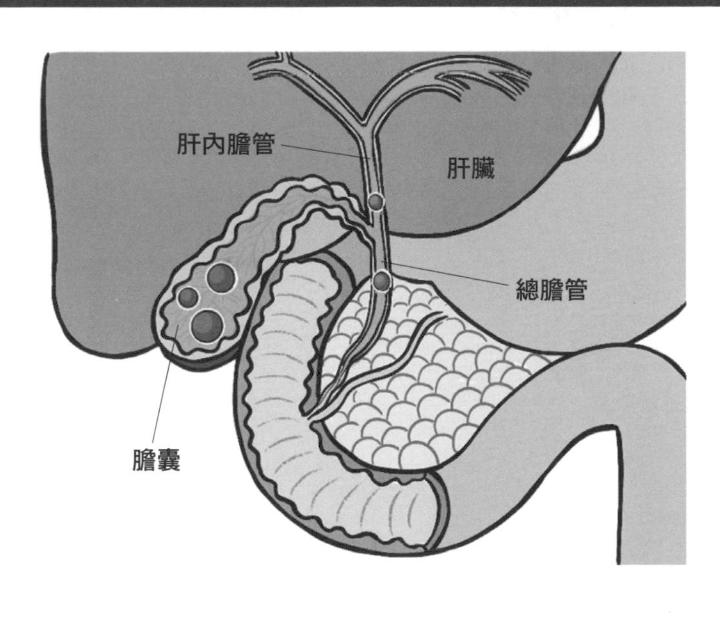

會在吃了油膩的食物之後出現，有時候會出現皮膚變黃的黃疸症狀。由於我們本來就是黃皮膚，所以比較難以分辨，但只要仔細觀察眼白，就能確認是否出現黃疸。

一旦出現膽結石，膽囊或膽管就有可能發炎，進而引起高燒症狀。膽囊結石有時會導致流往膽管的膽汁被堵住，膽汁的成分會讓膽囊的黏膜受損，進而引起細菌感染，造成急性膽囊炎。

如果是膽管結石，膽汁會被膽結石堵住，導致膽汁被細菌感染，進而引起急性膽管炎。

（栗原　毅）

這類人要特別注意膽結石

●膽結石容易形成的四個「F」

1. **「Forty（四十幾歲）」**
   好發於四十幾歲之後。
2. **「Female（女性）」**
   女性多於男性。
3. **「Fatty（肥胖）」**
   肥胖或是罹患脂質異常症的人居多。
4. **「Fecund（多產婦女）」**
   生過多個孩子的女性居多。

●膽結石的主要症狀

膽絞痛……在吃了油膩的食物之後，肋骨下方、心窩、右肩出現疼痛的症狀。

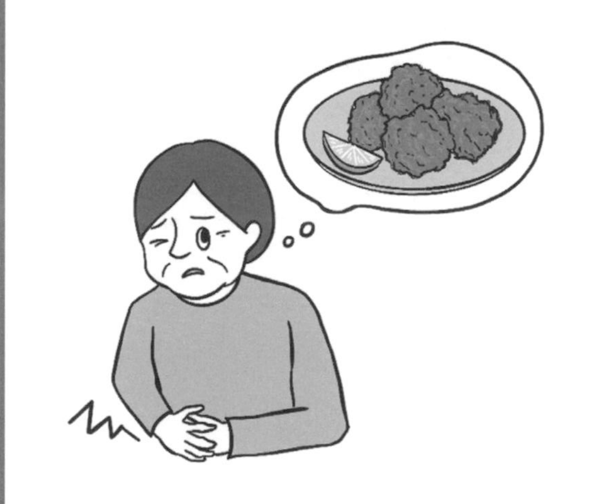

預防膽結石該做的事

避免肥胖、糖尿病、脂質異常症這些生活習慣病找上門

要預防膽結石，就要改善生活習慣。

請盡力預防肥胖、糖尿病、脂質異常症這類生活習慣病。

尤其女性在進入四十幾歲之後，女性荷爾蒙減少，膽固醇的代謝變差，就容易出現膽結石的問題。

肥胖者的膽固醇通常較高，流入膽汁的膽固醇也會增加，因此容易出現膽固醇結石的問題。

除了維持三餐作息正常之外，也要培養適度運動的習慣，藉此紓解壓力。

預防膽結石的飲食祕訣已為大家整理成左側的表格，從下一頁開始也會進一步解說。

預防膽結石的飲食祕訣

1. 避免高膽固醇的食物。
2. 少吃富含脂肪（尤其是動物性脂肪）的食物。
3. 避免攝取過多糖分、食物與卡路里。
4. 多攝取富含EPA的青背魚。
5. 積極攝取肉類、魚類、豆腐這類高蛋白質的食物。
6. 從水果與蔬菜攝取足夠的維生素C。
7. 攝取富含維生素E的食品。
8. 大量攝取膳食纖維（尤其是水溶性膳食纖維）。
9. 攝取充足的水分。適度攝取酒精與咖啡。
10. 多吃堅果類的食品。

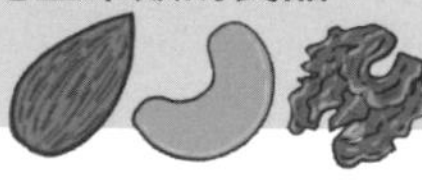

少吃高膽固醇的食物

富含膽固醇的食品

種類	食品名稱	重量（標準量）	膽固醇含量
海鮮類	鮟鱇魚（肝）、	50g	280mg
	鰻魚（蒲燒）、	50g（中½串）	115mg
	鱈魚子、	30g（約½片）	105mg
	鮭魚、	17g（1大匙）	82mg
	柳葉魚、	20g（1尾）	46mg
	魩仔魚乾	20g（⅓杯）	50mg
蛋類、肉類、油類	雞蛋、	50g（1顆）	185mg
	雞肝、	50g	185mg
	豬肝、	50g	125mg
	牛肝、	50g	120mg
	牛油、	4g（1小匙）	4mg
	豬油、	4g（1小匙）	4mg
	奶油（發酵奶油、含鹽奶油）	8g（2小匙）	18mg
甜點	泡芙、	100g	200mg
	海綿蛋糕、	50g（1塊）	85mg
	卡士達布丁	100g	120mg

節錄自文部科學省「日本食品標準成分表2020年版（八訂）」

雖然膽固醇是維持生命所需的重要物質

膽固醇是細胞膜的主要成分，常見於大腦、肝臟與神經組織。也是製造性賀爾蒙、皮質類固醇等類固醇、膽汁酸、維生素D的原料，是維持生命所需的重要物質。

不過目前已知的是，因為血液之中的LDL（低密度脂蛋白）膽固醇過高而罹患脂質異常症之後，就有可能造成動脈硬化，進而演變成缺血性心臟病或是腦中風，所以膽固醇太高不是好事。

膽固醇含量偏高的外食料理前20名

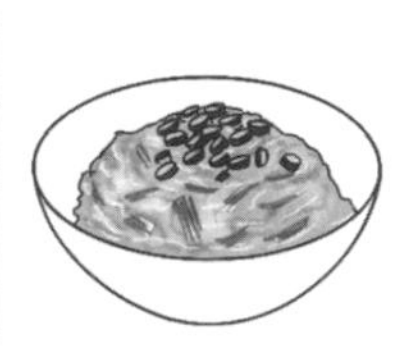

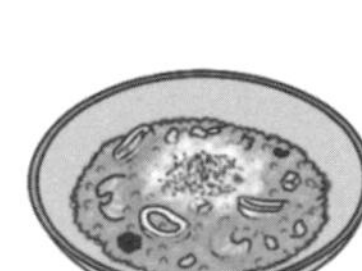

	外食料理的膽固醇含量	
1	蟹肉滑蛋定食	495mg
2	天津麵	436mg
3	天津丼	431mg
4	蛋包飯	379mg
5	漢堡排午餐	320mg
6	海鮮燉飯	317mg
7	綜合蔬菜香料飯	308mg
8	綜合肉醬烤飯	305mg
9	培根蛋黃義大利麵	297mg
10	八寶菜定食	287mg
11	炸牡蠣午餐	285mg
12	鍋燒烏龍麵	283mg
13	豬排丼	262mg
14	蝦仁蔬菜香料飯	262mg
15	親子丼	259mg
16	雞肉蔬菜香料飯	255mg
17	什錦炒飯（附湯）	254mg
18	蝦仁肉醬烤飯	253mg
19	牛肋骨湯飯	246mg
20	握壽司（上等）	244mg

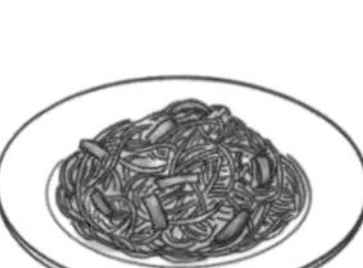

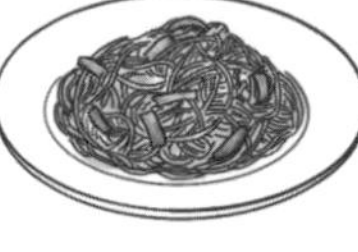

節錄自《食品・料理のコレステロール量早わかりハンドブック》（主婦之友社）

多注意雞蛋、肝臟類、魚卵、甜點這類食物

日本人的膽結石有八成都是膽汁的膽固醇過高所形成的膽固醇結石。

一般認為，這與日本人的飲食西化有關，所以要預防膽結石就要少吃膽固醇含量過高的食物。

一如右頁的表格所示，雞蛋、油脂偏高的肉類、肝臟類、鱈魚子、鮭魚卵這類魚卵都是膽固醇含量較高的食物，也都應該少吃，當然也要避開膽固醇含量偏高的甜點。

此外，在外食的時候也要盡量避開大量使用上圖高膽固醇食材的料理。

預防膽結石的飲食祕訣②

避開脂肪（尤其是動物性脂肪）含量較高的食物

動物性脂肪含量較高的食品
食品名稱
肉類的油脂（里肌、沙朗的脂肪、雞皮）
豬油
牛油
培根
雞蛋
鰻魚
鮮奶油
起司
奶油
冰淇淋
其他

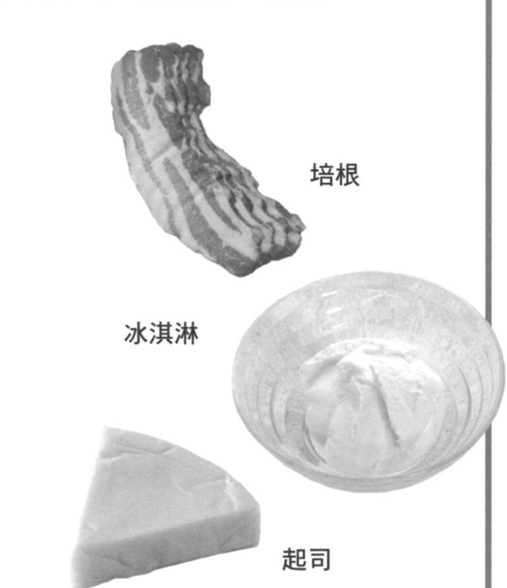

避開油膩的料理

肉類、奶油、鮮奶油都含有許多飽和脂肪酸，會讓罹患膽結石的風險增加。

動物性脂肪含量較高的食品請參考上圖。

盡量不要太常攝取這類食品，也應該盡量避開油膩的料理。

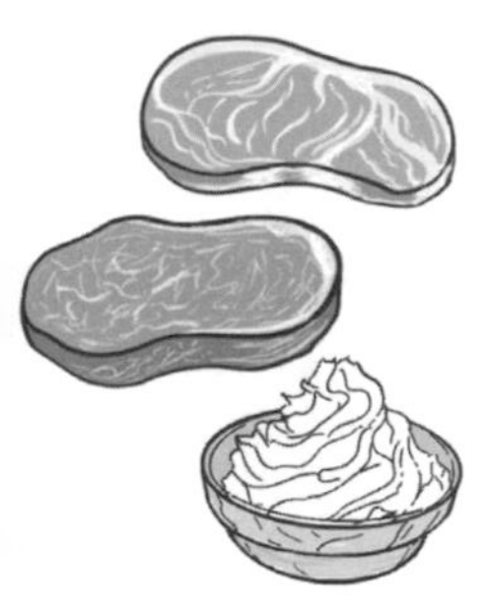

預防膽結石的飲食祕訣③

不要攝取太多糖分與卡路里，也不要暴飲暴食

高熱量的外食料理前20名

外食料理的熱量	
炸豬排（里肌）定食	1230kcal
沙朗牛排午餐	1220kcal
炸牡蠣午餐	1210kcal
海鮮燉飯午餐	1100kcal
豬肉咖哩飯	1020kcal
綜合肉醬烤飯	980kcal
綜合炸物便當	970kcal
漢堡排午餐	970kcal
千層麵	960kcal
牛肉咖哩飯	960kcal
散壽司飯（特上）	950kcal
綜合肉醬義大利麵	940kcal
豬排丼	930kcal
味噌鯖魚定食	900kcal
薑汁豬肉定食	900kcal
什錦蕎麥麵	890kcal
豬肝韭菜定食	890kcal
蛋包飯	860kcal
炸蝦午餐	860kcal

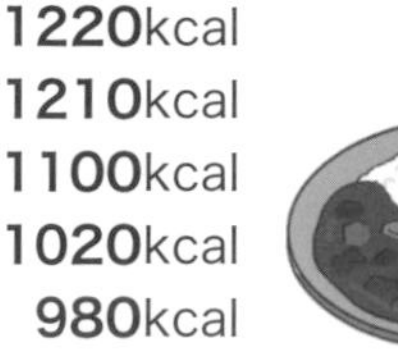
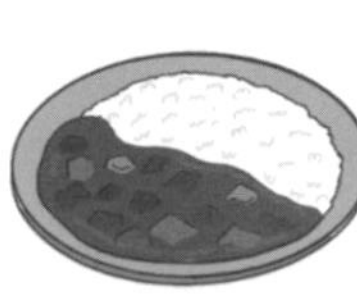
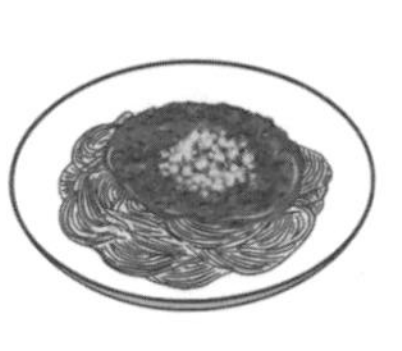
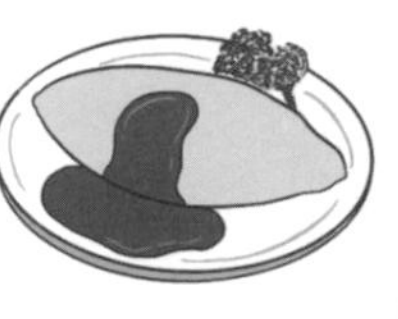
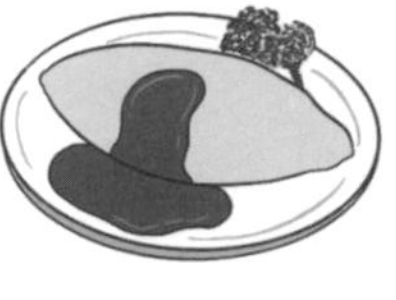

節錄自《食品・料理のコレステロール量早わかりハンドブック》（主婦之友社）

外食的時候，要盡可能避開高熱量的料理

一般認為，最常見的膽固醇結石好發於常吃高熱量食物的人與胖肥者身上，與糖尿病也有密切的關係。

擔心膽石症的人最好檢視一下自己的生活習慣，避免暴飲暴食以及攝取過多的熱量，盡可能讓自己維持在理想體重。

上圖根據熱量的多寡，由高至低排列了各種外食料理。

在外食的時候，請注意熱量的高低。

預防膽結石的飲食祕訣④

攝取富含EPA的青背魚

多吃沙丁魚、鮪魚與鯖魚

目前已知，不常攝取沙丁魚、鮪魚、鯖魚這類青背魚的人，比較容易出現膽結石的問題。

青魚的EPA（二十碳五烯酸）為n－3多鍵不飽和酸，可減少中性脂肪、LDL（低密度脂蛋白）膽固醇，降低動脈硬化的風險。此外，EPA還有預防膽結石形成的效果，也因此備受注目。

要有效率地吸收EPA可多攝取富含EPA的食物，例如左頁介紹的沙丁魚、鮪魚，以生魚片的方式攝取更佳。

鰤魚

鮪魚

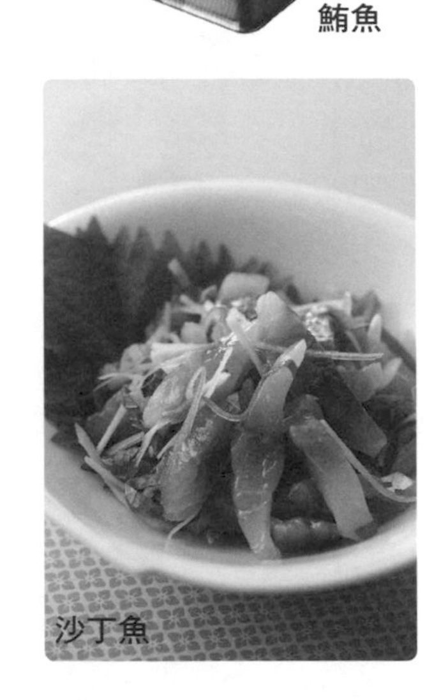

沙丁魚

專欄① 有效率地攝取EPA

EPA蘊藏於魚油，所以吃生魚片是最佳的攝取方式。

燉煮或是油煎的話，EPA會流失20％左右。如果打算採用燉煮的方式料理，建議口味煮淡一點，以便連湯汁一併飲用。

如果以油炸的方式料理，EPA會流失50～60％左右。此外，魚肉會吸油，所以盡可能不要以油炸的方式料理。

為了預防體內氧化，建議與富含β－胡蘿蔔素的黃綠色蔬菜或是維生素E含量較高的芝麻與其他堅果類一併攝取。

節錄自《これは効く!食べて治す　最新栄養成分事典》（中嶋洋子、蒲原聖可監修，主婦之友社）

富含EPA的食品

	可食用部分每100g含量	標準含量
黑鮪魚生腹肉	1.4g	生魚片4片(60g)0.8g
鰤魚（養殖）	0.9g	1片(80g)0.7g
喜知次魚	1.3g	1片(80g)1.0g
沙丁魚（青鱗仔）	0.8g	1片(80g)0.6g
鯖魚	0.7g	1片(80g)0.6g
蒲燒鰻魚	0.7g	1串(80g)0.6g

節錄自文部科學省「日本食品標準成分表2020年版（八訂）」

專欄②

分辨EPA、DHA含量豐富又新鮮的魚

要讓EPA與DHA發揮效果，請挑選當令的新鮮漁獲。要分辨一尾魚是否新鮮，可從眼睛是否清澈、腹部是否具有彈性與光澤、內臟是否從尾部掉出來、魚鰓是否鮮紅、鱗片是否完整、從頭到尾是否夠肥美確認。如果已經切成塊，可從魚肉與血合的顏色是否鮮豔、魚皮與魚肉之間的線條是否清晰、放魚肉的托盤是否積水判斷。

若是不夠新鮮，魚油就會氧化，進而對身體造成不良影響。

積極攝取肉類、魚類、豆腐與其他高蛋白質食物

蛋白質長期攝取不足會促使膽結石形成

蛋白質長期攝取不足，膽汁成分之一的膽紅素就會產生化學變化，轉換成容易與鈣結合的物質，成為所謂的膽紅素鈣，進而促使膽結石形成。

為了預防這個問題，可積極攝取肉類、魚類、大豆製品這類富含優質蛋白質的食品。

以牛肉或豬肉為例，可多攝取瘦肉的部分，雞肉則以雞柳這類脂肪較少的部分為主。

蛤蠣與章魚的牛磺酸可預防膽固醇結石

胺基酸之一的牛磺酸具有促進肝臟分泌膽汁酸的效果。

由於膽汁酸具有排出LDL（低密度脂蛋白）膽固醇的效果，所以可減少體內的膽固醇，也就能預防因膽固醇過高而形成的膽結石。

如下列表格所示，蠑螈、蛤蠣這些貝類與章魚都含有豐富的牛磺酸。

富含牛磺酸的食品

	可食用部分每100g含量	標準含量
蠑螈	1536mg	1個(30g)461mg
九孔	1250mg	帶殼1個(20g)250mg
帆立貝	1006mg	帶殼1個(100g)1006mg
蛤蠣	889mg	帶殼1個(12g)107mg
章魚（真蛸）	871mg	腳1根(150g)1307mg

節錄自《発掘!あるある大事典3》（扶桑社）

高蛋白低脂食品的蛋白質含量（可食用部分每100g含量）

肉類			
和牛	大腿外側	瘦肉　生	20.7g
進口牛肉	肩肉	瘦肉　生	20.4g
	里肌肋排	瘦肉　生	21.7g
	菲力	瘦肉　生	20.5g
豬　大型	肩肉	瘦肉　生	20.9g
	腿肉	無皮下脂肪　生	21.5g
豬　中型	豬菲力	瘦肉　生	22.7g
雞	雞胸	去皮　生	24.4g
	雞柳	生	24.6g
綠頭鴨		去皮　生	23.6g

牛肉　豬肉

鯖魚

魚類			
鰹魚	秋獲	生鮮	25.0g
紅鮒		生鮮	21.0g
大竹筴魚	養殖	生鮮	21.9g
嘉鱲魚	養殖	去皮　生魚片	21.2g
黃尾鰤		生鮮	22.6g
真蛸		水煮	21.7g
大目鮪		紅肉　生鮮	25.4g
大正蝦子		生鮮	21.7g
鱈場蟹		水煮罐頭	20.6g
白腹鯖		生	20.6g

蝦子

大豆製品			
板豆腐			7.0g
納豆			16.5g

豆腐　納豆

節錄自文部科學省「日本食品標準成分表2020年版（八訂）」

預防膽結石的飲食祕訣⑥

從水果與蔬菜攝取充足的維生素C

維生素C具有排出膽汁酸的效果

膽汁酸的功能在於預防膽汁出現膽固醇結石。而維生素C是製造膽汁酸不可或缺的原料。此外，維生素也有加速膽汁酸排泄的功能，所以能有效預防膽結石形成。

維生素C還具有許多效果，例如提升免疫力，預防感冒與癌症的功能，同時還能增強抗壓力。

有效攝取維生素C的方法

單次攝取大量維生素C，只會導致維生素C隨著尿液排出，所以攝取維生素C的重點在於每天持續攝取。

橘子、奇異果、草莓、蜜柑這類水果、白花菜、綠花椰菜、菠菜、南瓜、地瓜、青椒這類蔬菜都含有維生素C，所以要想攝取維生素C，就積極攝取這些食物。

由於維生素C是水溶性維生素，若是將上述的蔬菜放入水中水煮，維生素C就會流失。此外，維生素C也很怕熱，一旦加熱，就會流失。如果以「水煮」的方式烹調上述食材，維生素C有可能流失一半以上。

為了避免上述的問題，有效地攝取維生素C，建議縮短食材接觸水與熱的時間，或是煮成能夠連同湯汁一併享用的湯品。不過，馬鈴薯或是地瓜的維生素C有澱粉保護，所以比較不怕熱。

最建議的攝取方式就是生吃。話說回來，將切好的蔬菜泡進水裡，維生素C還是免不了流失，所以若要保持蔬菜的清脆口感，最好先泡水再切。此外，維生素C與空氣接觸就會氧化，效果也會變差，所以要吃的時候再料理。

富含維生素C的蔬菜

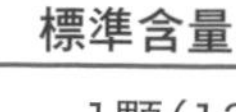

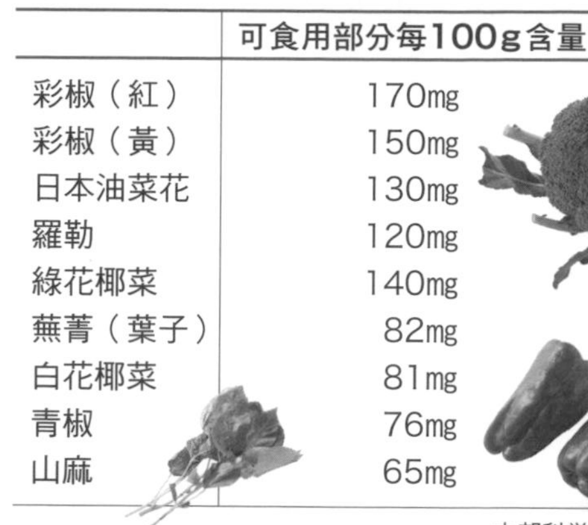

	可食用部分每100g含量	標準含量
彩椒（紅）	170mg	1顆(135g)230mg
彩椒（黃）	150mg	1顆(135g)203mg
日本油菜花	130mg	1根(10g)13mg
羅勒	120mg	1根(9g)11mg
綠花椰菜	140mg	配菜1人份(40g)56mg
蕪菁（葉子）	82mg	1顆量(35g)29mg
白花椰菜	81mg	沙拉1人份(40g)32mg
青椒	76mg	中型1顆(34g)26mg
山麻	65mg	1包(83g)54mg

文部科学省「日本食品標準成分表2020年版（八訂）」より

富含維生素C的水果

	可食用部分每100g含量		可食用部分每100g含量
草莓	62mg	芭樂	220mg
肚臍丁（生）	60mg	木瓜	50mg
甜柿	70mg	香橙（皮）	160mg
奇異果	71mg	檸檬	100mg

節錄自文部科學省「日本食品標準成分表2020年版（八訂）」

維生素C的效果

功效	攝取不足的好發症狀
製造膠原蛋白	容易出現皺紋
	傷口不易痊癒
	微血管容易破裂
提升免疫力	容易被感染（例如感冒）
	罹患癌症的風險增加
製造類固醇激素	抗壓力不足
提升鐵質吸收率	容易貧血
促進酵素發揮效果	肝臟的解毒功能下降
停止黑色素形成	皮膚變黑、出現黑斑或雀斑

攝取富含維生素E的食物

減少膽汁酸的膽固醇含量，預防膽結石形成

維生素E是可溶於油脂的脂溶性維生素，也是δ－生育醇這種化合物的集合體，其中效果最強的為α－生育醇，所以α－生育醇的量（mg）等同維生素E的量。維生素E能有效預防體內的脂質氧化，所以一般認為，維生素E能有效預防體內的細胞膜氧化所造成的老化，以及預防血液之中的LDL（低密度脂蛋白）膽固醇的氧化，進而生活習慣病與老化相關疾病。此外，維生素E也能減少膽汁酸的膽固醇，預防膽結石形成，還與維生素C一樣，能加速膽汁酸排出，所以能有效預防膽結石形成。

有效攝取維生素E的祕訣

維生素E、維生素C、維生素A是最具代表性的抗氧化營養成分。維生素E與維生素A存在於細胞膜之中，而維生素C則存在於體液之中，抵擋活性氧對身體造成的傷害。

所以利用植物油炒黃綠色蔬菜，同時攝取這些營養成分，是最有效果的方法。

富含維生素E的食品

	可食用部分每100g含量	標準含量
杏仁	30.0mg	10粒（15g）4.5mg
虹鱒	1.2mg	1尾（83g）1.0mg
榛果	18.0mg	10粒（15g）2.7mg
蒲燒鰻魚	4.9mg	1串（80g）3.92mg
印度南瓜	4.9mg	燉煮料理1人份（135g）6.62mg

※以α-生育醇的分量為基準

節錄自文部科學省「日本食品標準成分表2020年版（八訂）」

預防膽結石的飲食祕訣⑧

大量攝取膳食纖維（尤其是水溶性膳食纖維）

水溶性膳食纖維與非水溶性膳食纖維

		富含膳食纖維的食品
水溶性膳食纖維	果膠	果實類、根莖類、高麗菜、蘿蔔這類蔬菜
	海藻酸	昆布、海帶芽這類海藻
	膠質	麥類、大豆
非水溶性膳食纖維	纖維素、穀類	小麥麩皮、牛蒡、穀類
	半纖維素	小麥麩皮、穀類、大豆
	木質素	小麥麩皮、穀類、大豆

富含水溶性纖維的食品

	可食用部分每100g含量	標準含量
白木耳（乾燥）	19.3g	10朵(10g)1.93g
蕗蕎（鱗莖、生）	18.6g	1顆(7g)1.302g
蕨乾（乾燥）	10.0g	1根(7g)0.7g
紅蔥頭（鱗莖、生）	9.1g	1顆(9g)0.819g
葫蘆乾（乾燥）	6.8g	50cm(3g)0.204g

節錄自文部科學省「日本食品標準成分表2020年版（八訂）」

膳食纖維會吸收膽汁酸再排出

膳食纖維是碳水化合物，但與醣質不同，無法被人體消化。

膳食纖維分成水溶性與非水溶性這兩種，非水溶性膳食纖維常見於蔬菜、穀類與豆類，水溶性膳食纖維則常見於成熟的水果或是海藻。

水溶性膳食纖維的重要功能之一就是吸附膽汁酸，讓膽汁酸排出體外。由於膽汁酸是以肝臟的膽固醇為原料，所以膳食纖維能有效減少膽固醇以及預防膽結石形成。

預防膽結石的飲食祕訣⑨

攝取充足的水分，也可以適度攝取酒精與咖啡

水分攝取不足是膽結石形成的原因之一

水分攝取不足會使血液之中的膽固醇含量增加，血脂也會跟著增加，膽結石形成的風險也當然也就跟著提升，所以要預防膽結石就要攝取充足的水分。此外，水分攝取不足會造成糞便變得乾硬，也容易出現便祕的問題。便祕會導致腸道的內壓增高，進而促使膽結石形成。建議每天至少攝取２ℓ的水。

適度攝取酒精與咖啡能有效預防膽結石

有研究報告指出，長期攝取適量酒精的人比不攝取酒精的人，更不容易罹患膽結石，看來這是因為長期攝取適量的酒精能降低膽汁形成結晶，不過，酒精不可過度攝取。

另一方面，丹麥的研究指出，一天喝六杯咖啡的人罹患膽石症的風險比完全不喝咖啡的人低23％。咖啡能與膽汁一同排出，膽汁的膽固醇有可能因此減少。

預防膽結石的飲食祕訣⑩

攝取堅果類

常攝取堅果的人，接受膽結石手術的機率較低

美國曾針對女性進行大規模的疫學研究，其中發現，越常攝取堅果的人，膽結石越不容易形成。

相較於完全不攝取堅果（一個月不到一次）的人，每天（一週五天）攝取堅果的人，接受膽囊切除手術的機率低22％。堅果富含維生素Ｅ這類抗氧化物質與膳食纖維，所以能有效減少血液之中的ＬＤＬ（低密度脂蛋白）膽固醇，也能預防膽固醇結石形成。

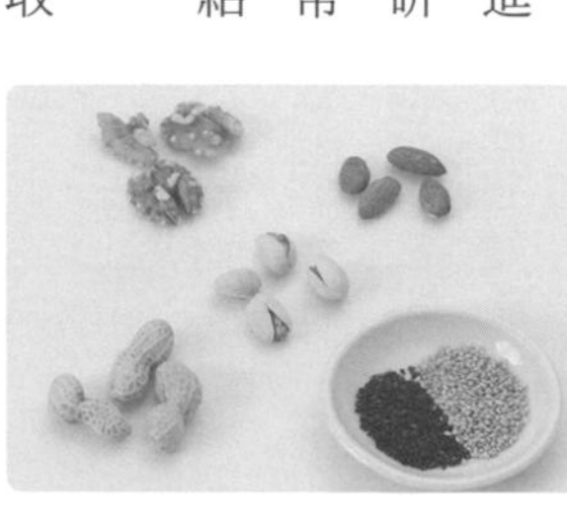

Part 3

預防【腎結石】的8個祕訣

前慶應義塾大學特任教授　栗原診所東京、日本橋院長
栗原 毅
東京有明醫療大學保健醫療學部針炙學科教授
川嶋 朗
醫學博士、神戶大學名譽教授、葛城醫院名譽院長
藤田拓男
（依照刊載順序）

為什麼會出現腎結石與尿路結石

於腎臟→輸尿管→膀胱→尿道形成的尿路結石

於腎臟產生的尿液會經過輸尿管、膀胱、尿道排出人體，而這條路徑就稱為尿路，在尿路形成結石的疾病就稱為尿路結石。

尿路結石可依照形成的部位分成上段尿路結石（腎結石、輸尿管結石）與下段尿路結石（膀胱結石、尿道結石），其中又以上段尿路結石佔絕大多數。

結石的成分為鈣結石（草酸鈣、磷酸鈣）、尿酸結石、感染結石、胱氨酸結石，若是上段尿路結石，男女都以鈣結石佔大多數。

與過去相較之下，尿路結石的病例越來越多，男性的病例也比女性的病例多出兩倍以上。高復發率也是尿路結石的特徵之一。

就算腎臟出現了小顆的結石，通常不會出現明顯的症狀，直到從腎臟流出來，在中途堵住之後，才會出現側腹、下腹劇烈疼痛、嘔吐、血尿這類症狀。

突如其來的激烈疼痛與血尿是尿路結石的典型症狀。

這類症狀通常會於半夜或早上發生，而且會持續三至四小時左右。

由於腎結石沒什麼症狀，所以通常是於健康檢查的時候發現。

有時只會出現腰部隱隱作痛的症狀，或是因為結石周遭感染而出現膿尿與菌尿的症狀。

此外，排出結石時，通常會有排尿疼痛或是不舒服的感覺，但有時也會在不知不覺之中排出。

尿路結石的患者通常有肥胖、運動不足、過度攝取動物性蛋白質、脂肪、鈣質攝取不足、蔬菜與海藻攝取不足、過度攝取甜味劑與飲料、吃完晚餐就睡覺這類特徵。

為了避免這類問題，要避免肥胖，盡可能適度地運動與改善飲食生活。

建議大家透過飲食治療預防結石復發。

（栗原毅）

腎臟、輸尿管、膀胱、尿道的位置

尿路結石的尿路示意圖。

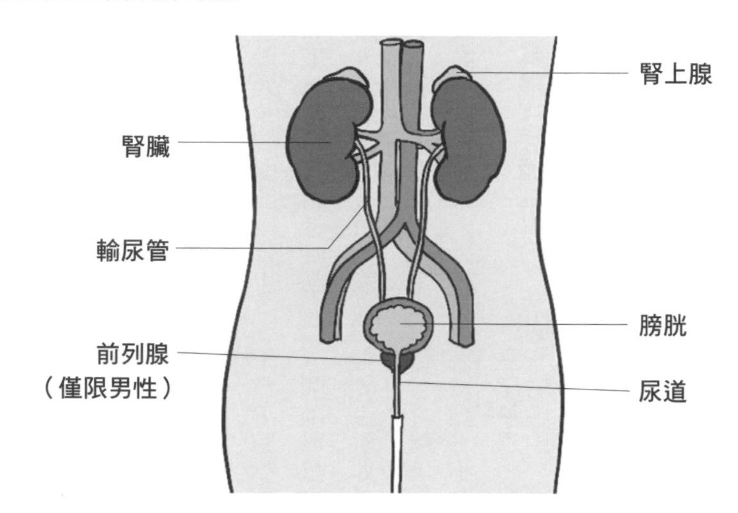

尿路結石會於何處形成

尿路結石可依照形成的部位分成腎結石、輸尿管結石、膀胱結石、尿道結石這幾種。

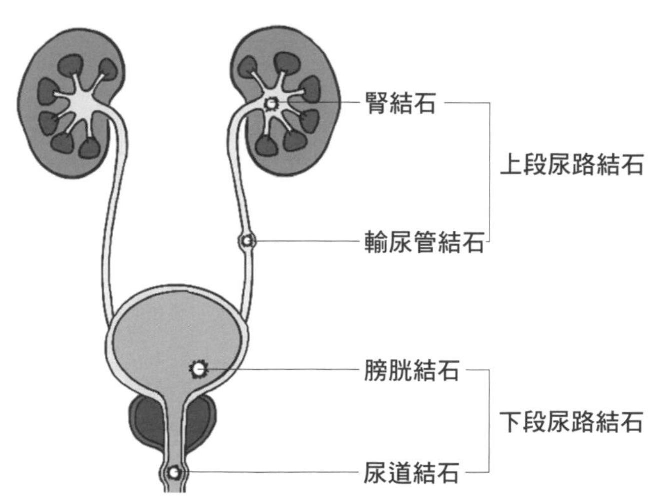

尿路結石好發於哪些人身上？

尿酸結石以上段尿路結石（腎結石、輸尿管結石）居多，男性病例又比女性病例多出兩倍以上，而且每年持續增加中。

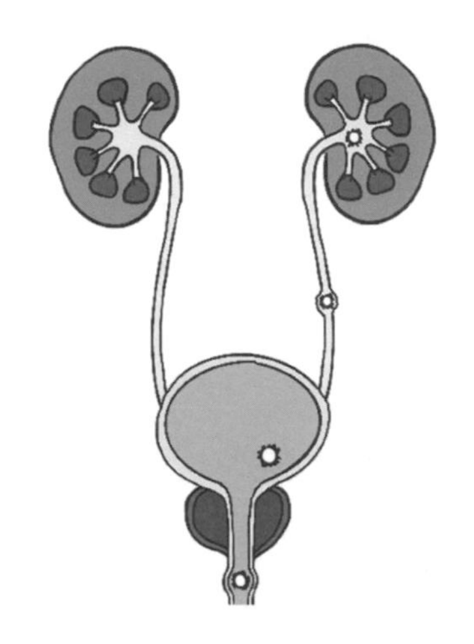

●是於何處形成

上段尿路結石	95%
下段尿路結石	5%

●罹患尿路結石的人越來越多

每年罹患率〈每10萬人口罹患率〉（每年患者總數／日本人口）	
男性	**64**(1965年) ～ **118**(1995年)
女性	**24**(1965年) ～ **46**(1995年)

終生罹患率（每年罹患率×平均壽命）	
男性	**4.3%**(1965年)～**9.0%**(1995年)
女性	**1.8%**(1965年)～**3.8%**(1995年)

※東京女子醫科大學醫院泌尿器科腎臟病綜合醫療中心網頁
http://www.twmu.ac.jp/KC/Urology/disease/urinarystone/

偏好高脂肪食物的年輕人急速增加中。膽固醇過高的人罹患腎結石的風險非常高！

我也曾有過兩次腎結石

腎結石是製造尿液的腎臟出現石狀物質的疾病，當結石流入輸尿管就稱為輸尿管結石，此時患者通常會痛不欲生。

80％的結石為草酸與鈣合成的草酸鈣結石。形成結石的原理與在咖啡或紅茶加入過多砂糖，導致砂糖無法完全溶化的例子相同，濃得無法在尿液完全溶化的成分會在腎臟內部的「腎乳頭」，也就是尿液滲出的部位結晶，形成結石的核心，之後這些成分又會不斷地於這個核心附著，最後這個核心便越來越大，成為所謂的結石。

其實我的腎臟有很多結石。第一次發作是在十五年前。現在回想起來，早在發作之前的兩年前，就不時覺得下腹部不舒服，也有明顯的殘尿感。某天趁著看診的空檔去上廁所的時候，出現排尿排到一半，腹部疼痛的症狀。

由於還沒看完所有的病人，所以我先回到診間。結束看診之後，我腹部用力，結石便與鮮血一起排出。

從那天之後，我便開始服用能預防草酸與鈣結合的鎂，以及幫助尿液的草酸分解的維生素B6營養補充劑。可惜的是，三年前的半夜三點，腹部又再次出現劇烈疼痛。

當時我懷疑是腎結石與盲腸炎一起發作，所以便服用了抗生素與擴張輸尿管的藥物，還服用了中藥與止痛藥，疼痛也因此慢慢消失，隔天早上也順利出差。

我在幾天後接受電腦斷層檢查之後，發現我左側的輸尿管有結石，而且左側的腎臟有水腎症（無法順

圖解

腎結石形成流程

❶ 結石的成分進入腎臟

食品之中的草酸與鈣質本該於腸道結合，與糞便一同排出，卻因肉類過多、脂肪過多的飲食而無法順利結合。多餘的草酸與鈣最終會進入血液，再被運到腎臟。

←

❷ 結石成分結合

腎臟會將血液之中的老舊廢物與多餘成分濾成尿液，此時若包含來自腸道的草酸

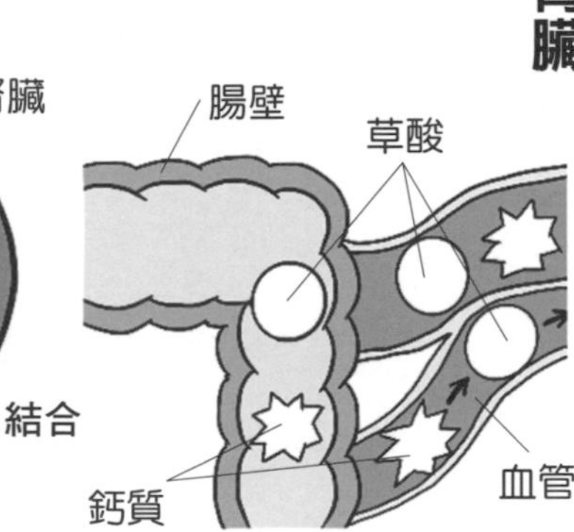

利排出的尿液在腎臟造成壓力，導致腎盂、腎杯擴張，腎實質萎縮的狀態），得知我的腎功能變差。雖然結石在大量攝取水分之後排出，腎功能也得以恢復，但我也開始服用中藥，試著改善造成腎結石的脂質異常症。

在腸道排出形成結石的成分！

在此要請大家注意的是剛剛提到的脂質異常症。腎結石通常與飲食息息相關，尤其在傳統飲食逐漸西化之下，我們——尤其是二十幾歲的年輕世代——罹患腎結石的人越來越多。西式飲食通常就是高脂肪飲食，也是多肉類、多乳製品、多油的飲食內容。

我的確也是高膽固醇一族。我常

與鈣質，兩者就會結合，成為所謂的結晶。

❸結石形成！

一旦結石的核心形成，結晶化的草酸鈣就會像滾雪球般附著，最終變成結石。一旦超過5㎜的結石進入輸尿管，就會造成劇烈的疼痛。

發作

一旦發作的話

主要的治療方式就是緩解疼痛。除了服用或注射解熱止痛藥，還會透過栓劑紓緩疼痛，等待結石進入膀胱與排出體外，當然也可以震碎結石或是透過手術摘除。

結石發作的特徵

①突如其來的劇烈疝痛
②常於早上或是睡覺的時候發作
③後背部、側腹、下腹部疼痛
④時有嘔吐感
⑤常伴隨著血尿症狀

如果置之不理

若對結石置之不理，就會因為尿液被堵住而造成水腎症，導致單邊的腎臟完全失去功能，甚至需要洗腎。

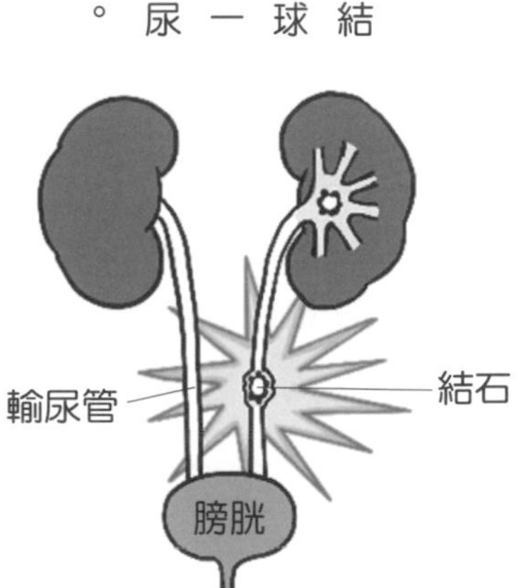

因為看診、替大學的課程備課以及開會忙到晚上，所以也幾乎都是外食，會有脂質異常症也不意外。脂肪之所以會促使結石形成，是因為草酸會在腸道與鈣質結合，無法與糞便一同排出體外。當腸道殘留了過多的草酸與鈣質，就會被腸壁吸收而進入血液，之後又回到腎臟，在尿液之中結合。

此外，西式飲食通常含有大量的動物性蛋白質，而動物性蛋白質會讓尿液之中的檸檬酸減少，導致結石無法在尿液之中溶化。

總括來說，要預防結石就要減少尿液之中的草酸與鈣質，所以要讓草酸與鈣質先在腸道結合成形，再與糞便一併排出體外。只要稍微調整飲食內容就能做到這點，而具體的方法將從97頁開始說明。（川嶋朗）

經驗談

公開四位因為【腎結石】突然發作而遭受劇痛的人的經驗談以及現在的預防策略

地獄般的體驗❶

醫師不在，忍痛長達2個小時之久

東京都　A子（三十三歲）

我記得是在十九歲發生的事情。我坐在教室裡，下腹部突然一陣劇痛。當時我正在中國北京的某所大學留學，於是在朋友的陪同之下，去了當地的醫院求診，但醫師正好因為午休而不在位子上，我只好躺在候診室的長椅，等了兩個小時左右，其間不斷地痛苦呻吟。後來因為尿意，勉強起身，去了趟廁所，沒想到居然尿出鮮紅色的血尿。

等到醫師回來之後，疼痛才總算止住。朋友為我介紹了一位知名的中醫師，我依照這位中醫師開的方子喝了幾天中藥之後，結石總算是排出來了。由於這帖中藥也能補氣養身，所以我現在也還在喝，而且到目前為止，腎結石都沒有復發。

要特別注意的事情！

我現在仍持續服用因為腎結石發作才開始喝的中藥。當時的中國主治醫師的徒弟恰巧人在日本，我服用的是他的處方。

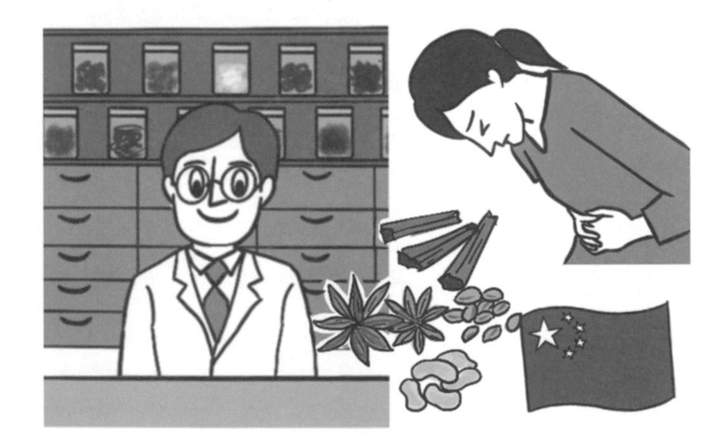

地獄般的體驗❷
宛如燒傷的劇烈疼痛，讓我差點暈厥

神奈川縣　B男（三十八歲）

那天，一早就覺得左側腹部怪怪的。當時才三十三歲的我，從事製作甜點的工作。常常在炎熱的天氣裡，站在烘培甜點的烤箱旁邊汗流浹背地工作。

吃完午餐，開始下午的工作沒多久，突然覺得左側腹部湧現一股猶如燒傷的痛楚，整個人變得很頭昏想吐。

搭計程車趕到醫院之後，醫師看完診便說：「應該是結石。」我也吃了醫師給的止痛藥。藥差不多在十五分鐘後生效，我總算不那麼痛了。

當天我領了藥就回家，結石則是在一週之後排出。

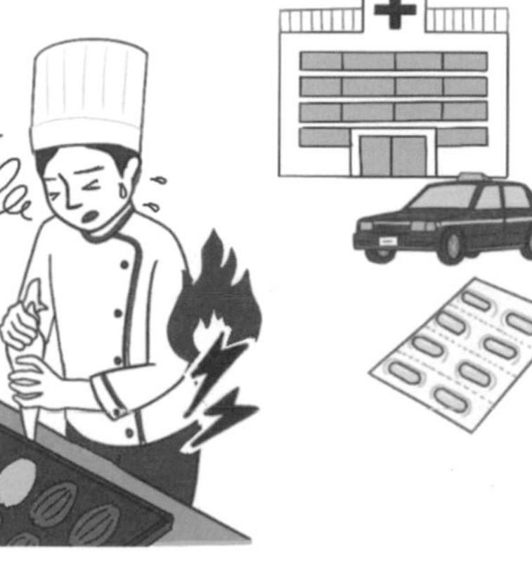

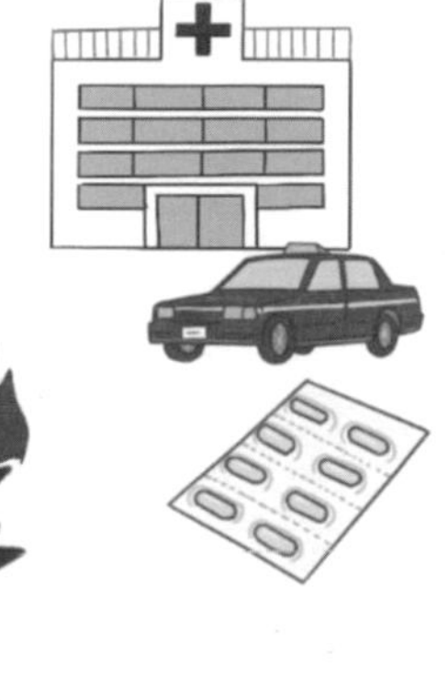

要特別注意的事情！

雖然之後腎結石又發作了兩次，但我已有前車之鑑，所以在腹部覺得怪怪的時候，便提早到醫院接受治療。

地獄般的體驗❸
痛到無法自行移動，被人用擔架扛起送醫

神奈川縣　C男（七十一歲）

那是距今二十七年前的事情。半夜三點時分，我因為想尿尿而起床上廁所，但覺得怎麼尿也尿不乾淨。回到寢室之後，肚子就開始痛了起來。我又去了廁所，但大不出來，所以就走回寢室。沒想到才剛走進寢室，內臟就痛到就像是被人用手緊緊捏住。

瞬間便全身冒冷汗，也開始呻吟，老婆看到我痛苦的樣子後，便著急地問：「怎麼了？還好嗎？」我當下也覺得：「我是不是要死了？」救護車到了之後，我被搬上擔架送醫。醫師看了看便說：「啊，這是結石。」然後幫我打點滴，疼痛也漸漸

散去。以防萬一，我決定住院，接受完整的檢查。

第二天早上，我在醫院上廁所的時候，突然聽到「啷噹」一聲，原來是結石排出來了，而且碎掉的結石也有兩、三顆，大小差不多是3～4mm，看上去有點偏白。

要特別注意的事情！

之後又發作了兩次，頻率大概是每三年發作一次。作為反省，最近我戒掉了果汁還有茶，改成多喝水，補充水分。

地獄般的體驗❹
肚子與腰部痛到直冒冷汗

東京都 D男（四十一歲）

或許是因為長期運動不足以及老是外食，所以在三十三歲的時候，我遇到腎結石的問題。

那天一早，肚子就痛痛的，所以去了趟廁所，但就算順利大出來，還是覺得肚子痛。正當我開始納悶的時候，痛感突然加劇，而且無法舒緩，全身不斷地冒冷汗。

於是我搭著計程車趕到醫院的急診，但當時剛好有另一位急診病患，所以我等了一個小時左右。那段時間真的有如身在地獄般痛苦。

接受醫師的治療並打了止痛點滴之後，過了三十分鐘左右，總算不痛了，我拿了醫生開的利尿劑和止痛藥便回家。不過偶爾還是會覺得下腹部有刺痛感，所以我養成大量喝水的習慣，一個月之後，結石就排出來了。

三年後，結石又再次發作，但因為我已經知道原因，所以也不覺得像第一次發作的時候那麼痛，而且還能自己騎腳踏車去醫院。

要特別注意的事情！

我現在都會準備止痛的坐藥，以備不時之需。上班的時候，我都會故意走三站的距離，增加運動量，也會刻意攝取富含膳食纖維的食物。

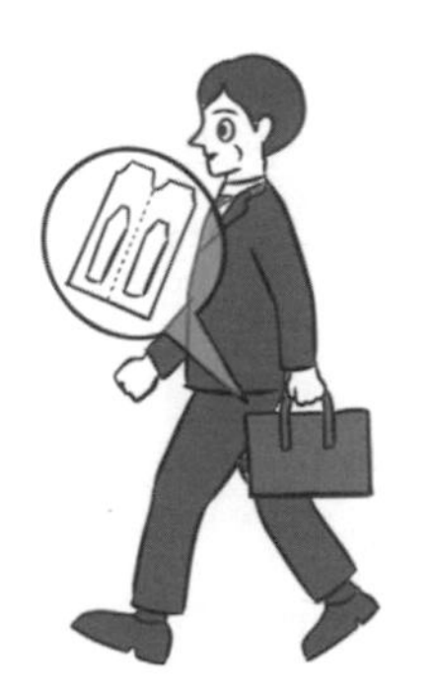

祕訣①
水分請一天攝取1500ml。溫的白開水最理想，茶與咖啡則適量

讓結石在體積不大的時候與尿液一同排出

腎臟是將血液之中的老舊廢物與水分混為尿液，再排出尿液的器官，而腎結石則是尿液之中的草酸與鈣質所合成的物質，而且會慢慢地變大，所以尿液的濃度越高，結石越容易形成。

要預防腎結石就必須預防腎結石形成，以及讓腎結石在體積不大的時候，隨著尿液一同排出體外，所以除了要讓尿液的濃度較低，還要增加排出結石的尿液量，此時需要的就是攝取足夠的水分，這也是最基本的預防措施。預防腎結石的指南也提到，容易出現腎結石問題的人，最好「一天攝取2ℓ的水分」。

不過，大多數的人都很難喝到2ℓ，但還是建議大家至少攝取1500ml。只要一天之內的尿液量超過1500ml，就能排出幾乎不含老舊廢物的尿液。要排出1500ml的尿液，就必須喝1500ml的水。汗水與糞便的水分只需要透過食物的水分補充即可。要注意的是，茶、咖啡、果汁都應該適量，尤其是茶與咖啡，因為這兩種飲料都含有草酸這項結石的成分。

此外，喝溫的白開水也有助於預防腎結石發作。喝溫的白開水能讓身體變得暖和，促進血液循環與腸道蠕動，提升新陳代謝，也就能讓來自食物的草酸與鈣質在腸道結合，再順利排出體外，間接避免草酸與鈣質隨著血液進入腎臟。由於喝溫的白開水也能讓腎臟暖和與正常運作，進一步排出老舊廢物，能在腎結石變大之前，讓腎結石排出腎臟。

（川嶋朗）

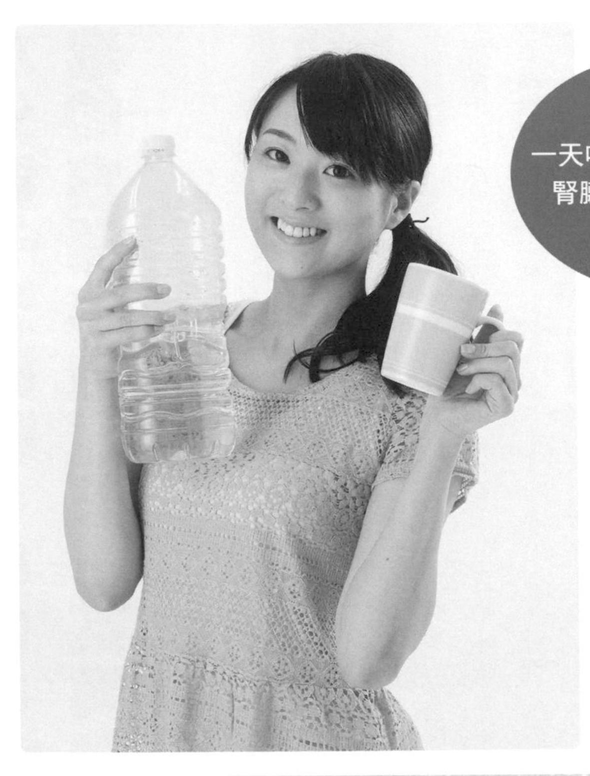

一天喝 1500㎖的水，腎臟就會變乾淨！

水分應該透過喝水補充，而不是喝茶或咖啡。常溫或是溫的白開水比較理想。

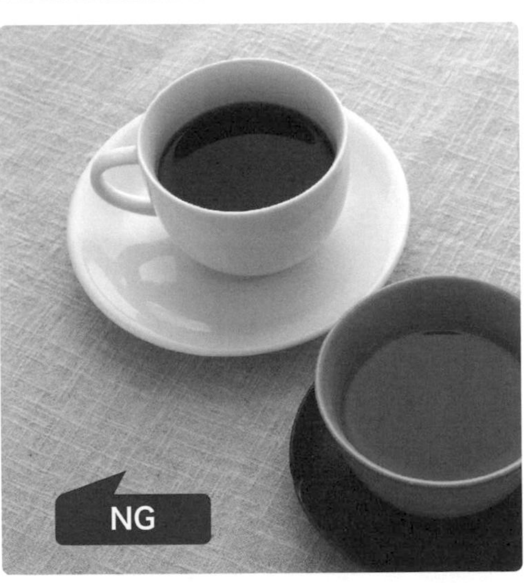

秘訣②

青背魚的EPA能有效避免造成結石的成分在腎臟增加

減少草酸與鈣質這兩種結石成分進入尿液

我自己曾體驗腎結石發作的痛苦，目前腎臟也還有結石。我不希望腎結石一再發作，所以總是盡力預防，做到所有能做得的事情，其中之一就是服用EPA（二十碳五烯酸）。

許多健康食品製造商都推出了EPA的營養補充劑，而我服用的是高純度的藥劑，不過這只是因為我的血中膽固醇濃度較高，為了避免動脈硬化才服用。大部分像我這樣的結石患者都有血脂過高的問題，而且近年來，許多醫師也很重視EPA預防腎結石的效果。

目前已知的是，EPA是不飽和脂肪酸的一種，能有效預防中性脂肪在肝臟合成，也能讓血液變得清澈，進而預防動脈硬化，而且還能避免草酸與鈣質這兩種結石成分進入尿液，藉此抑制結石發作。

青背魚富含EPA，舉凡鮪魚、鯖魚、鰤魚、秋刀魚、沙丁魚都屬之。含有EPA的不飽和脂肪非常容易氧化，所以要透過食品攝取EPA的話，務必趁著食品還新鮮的時候攝取，可以的話建議生吃，如果想吃熟食，建議以燉煮的方式烹調。攝取量以一天60g（沙丁魚的話，就是一整隻可食用的部分）為基準。

若是攝取過多肉類，不僅脂肪酸會造成結石，動物性蛋白質也會讓尿酸與尿液之中的鈣質增加，所以很容易造成結石。有資料指出，若是將飲食內容從多吃肉改成多吃魚與蔬菜，結石的五年復發率將會下降至40～10%，多吃魚也能有效改善脂質異常症。

（川嶋朗）

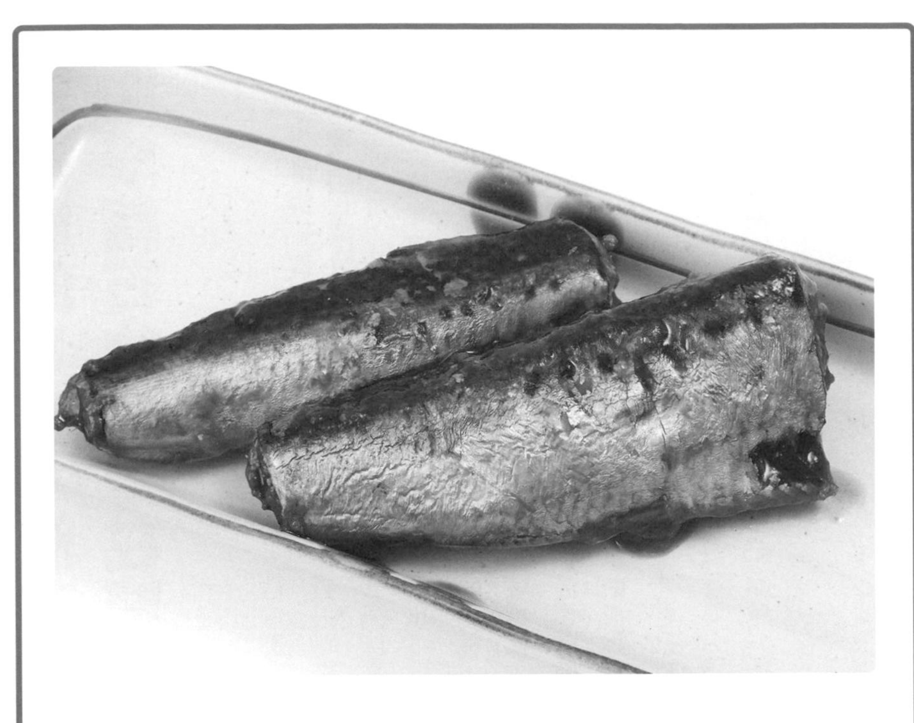

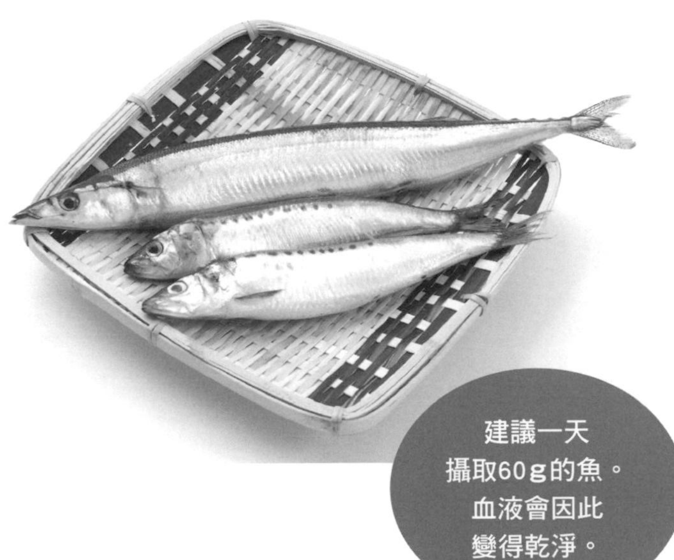

EPA常見於沙丁魚這類青背魚。生吃最能有效攝取EPA，但煎、煮也OK。

建議一天
攝取60g的魚。
血液會因此
變得乾淨。

祕訣③

只要在菠菜、咖啡、啤酒、炸雞花點「小心思」就能預防腎結石

菠菜、咖啡與啤酒都含有富含的草酸

前面提過，要預防結石，應該少吃肉類或是脂肪較多的食物，但有不少讀者也想知道，還有哪些食物需要忌口。

前面已經提過很多次，最常見的結石就是草酸與鈣質結合而成的結石，所以過去曾有段時間認為，要預防結石就不能攝取富含這兩種成分的食物。

不過，目前已知的是，就是因為鈣質攝取不足，才會形成結石（詳情請參考108～110頁），至於草酸則仍應該避免攝取。

若問哪些食品富含草酸，那當然非菠菜莫屬，綠花椰菜與竹筍也不在話下。

「所以這些蔬菜都不能吃囉？」其實只要花點心思就能盡情享用這些食物。簡單來說，就是「加點」富含鈣質的魩仔魚、小魚乾、櫻花蝦即可（參考下一頁說明）。

如此一來，草酸就會在腸道轉換成草酸鈣，隨著糞便一同排出體外。

在飲料方面，咖啡、紅茶也含有一定程度的草酸，所以不妨與富含鈣質的牛奶一起喝，喝綠茶或啤酒的時候，也可配點小魚乾一起吃。

再者，也有針對脂肪的對策。

比方說，可搭配蒜頭一起吃，因為蒜頭含有讓體內脂肪順利分解的維生素B6，也可在料理的時候「加點醋」，因為醋的檸檬酸能讓尿液轉換成鹼性，讓結石快速溶化。

這些都是能讓我們享受食物的祕訣，大家應該都能順利應用才對。

（川嶋朗）

在攝取含有結石成分的食品時，可如此預防結石。

加點小巧思

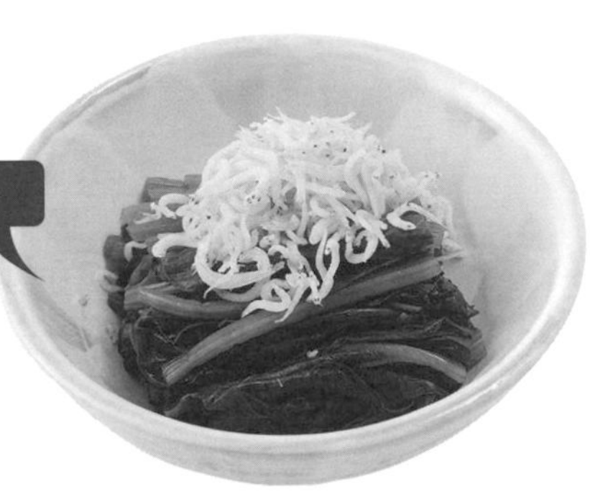

菠菜搭配魩仔魚

富含草酸的菠菜盡可能汆燙。
加入2大匙的魩仔魚就能預防結石。

啤酒搭配小魚

喝啤酒的時候，吃點小魚乾，補充鈣質，也能有效預防結石。

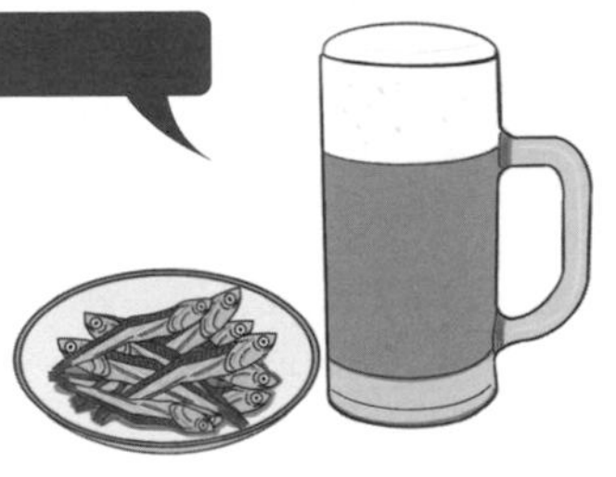

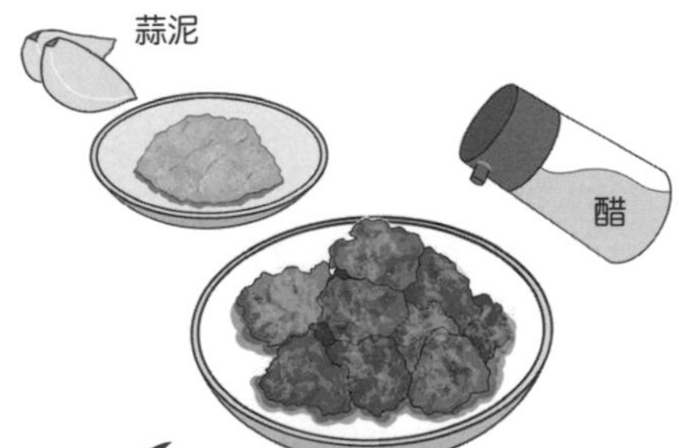

炸雞搭配蒜頭與醋！

利用富含維生素B6的蒜頭以及富含檸檬酸、能讓尿液轉換成鹼性的醋預防結石。

加入富含鈣質的牛奶預防結石。

牛奶

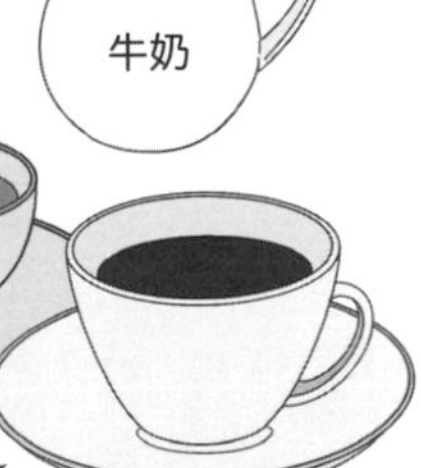

咖啡&紅茶可搭配牛奶

祕訣4

結石容易在就寢的時候變大。減少晚餐的份量，或是早點吃晚餐，能有效預防結石變大

何時吃，吃多少很重要

透過飲食預防結石的時候，除了要注意「吃什麼」，還要注意「什麼時候吃，吃多少」。

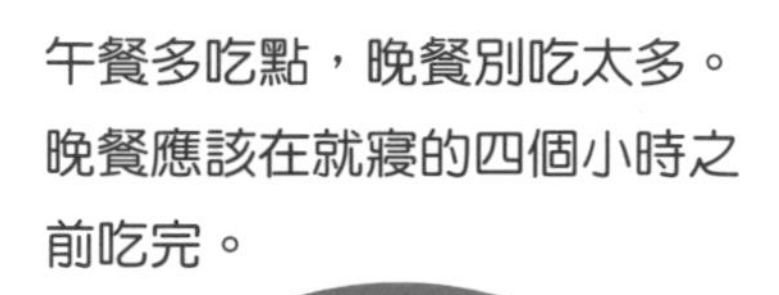

午餐多吃點，晚餐別吃太多。晚餐應該在就寢的四個小時之前吃完。

假設在一天三餐之中，晚餐吃得特別多，就不利於預防結石。用餐之後的二至三小時，是尿液成分最濃的時候，所以吃完晚餐之後，至少要等三小時，或是四個小時以上再睡覺。

睡覺的時候，人體會分泌抗利尿激素，尿液的量會減少，尿液的成分會跟著變濃，所以晚餐吃太多會促使結石形成。

有些人似乎是因為討厭睡到一半爬起來上廁所，所以不太想在晚餐的時候攝取太多水分，但這麼一來，就容易有結石的問題，所以建議大家在睡覺前喝一杯白開水或是常溫的水。

（川嶋朗）

晚餐少吃點。若能在睡覺之前的四個小時吃完，就能預防結石在半夜發作。

秘訣⑤

常備能紓緩疼痛的「芍藥甘草湯」、讓結石變小的「豬苓湯」等中藥

能立刻奏效，讓人變得輕鬆的藥

在91頁的時候提過，我會在腎結石發作的時候服用抗生素以及中藥。這帖中藥的名字為「芍藥甘草湯」。

自古以來，芍藥甘草湯都用於緩解消化器官、膽道、尿路的急性痙攣與疼痛，服用之後，大概十分鐘就會見效。或許大家會對這種即效性感到意外，但這帖中藥的路徑似乎不同，不像其他藥物是在胃部吸收，然後在肝臟進入血液。

之前我曾在發作的時候喝過這帖中藥，沒想到疼痛居然瞬間紓緩，這也讓我覺得這帖中藥真的很神奇。

此外，若想排出腎臟的結石，而不是預防結石發作的話，可試著服用「豬苓湯」。豬苓湯能讓各種體質的人順利排尿，所以常用於解決頻尿、殘尿、排尿不的問題，也是常用來治療膀胱炎、尿道炎、前列腺肥大與腎結石的中藥。

想嘗試芍藥甘草湯或豬苓湯的人，可前往居家附近的中藥房或是設有中醫門診的醫院洽詢。

西藥也有讓尿液轉換成鹼性，預防結石形成的效果，而且通常沒有副作用，所以也不用排斥吃西藥。

如果有腎結石的家族病史，或是本身患有脂質異常症的話，建議接受結石檢查。除了可以預防結石發作，還能順便治療，也建議大家服用中藥或是以適合自己的方式保養身體。

（川嶋朗）

川嶋教授常用的中藥是「芍藥甘草湯」與「豬苓湯」。川嶋教授說：「我每天都會服用豬苓湯。」

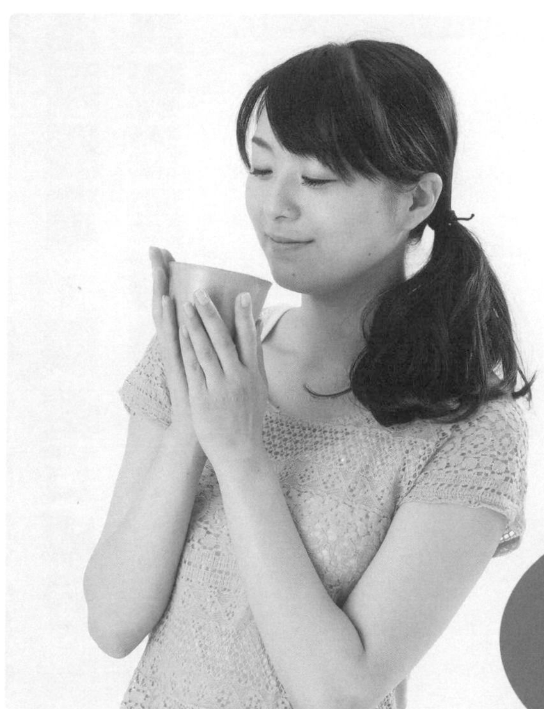

豬苓湯
可在用餐前或是
用餐之際服用，
每天可服用
2～3次。

改善腎結石的中藥

●芍藥甘草湯●　芍藥、甘草

可用於紓緩胃痙攣造成的胃痛、腹痛以及膽結石、尿路結石造成的疝痛。也可緩解肌肉痠痛、神經痛、腰痛、肩膀僵硬、生理痛以及其他疼痛。

●豬苓湯●　豬苓、茯苓、滑石、澤瀉、阿膠

豬苓湯是能消除尿道的灼熱感與腫脹，讓排尿變得更順利的中藥，也是具有代表性的利尿藥，很常在治療頻尿、殘尿與血尿的時候開立。也有不需要煎藥的乾燥萃取精華劑。

祕訣⑥

利用寶特瓶製作的熱水袋溫暖腸道，讓結石成分順利從腸道排出！

【腸道排石術】的步驟

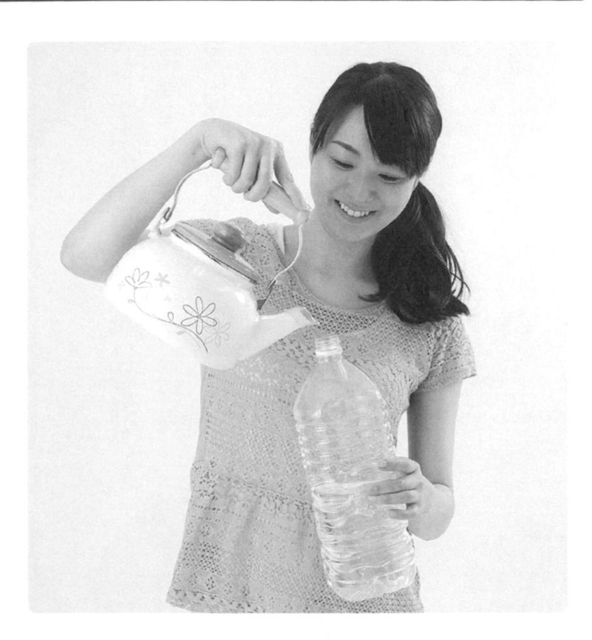

❶將800㎖～1ℓ的自來水加熱至45℃（不會燙傷，但沒辦法摸著的溫度），然後倒入大寶特瓶裡面。

坐著也能提升血液循環與腸道的新陳代謝

腎結石也是生活習慣病的一種，所以除了檢視自己的飲食生活之外，照理說還要養成適度運動的習慣，讓體內的老舊廢物順利排出。

不過，應該有不少人難以持續運動，或是因為天氣的影響而無法出門運動；有些人則是因為膝蓋的關係，沒辦法好好地運動，所以在此要推薦坐著就能提升全身的血液循環與腸道代謝速率的「腸道排石術」。

前面已經介紹過喝白開水，溫暖腸道的方法，而這個「腸道排石術」則是將熱水袋放在肚子附近溫暖腸道，讓結石成分順利排出腸道。

大部分的人都以為熱水袋要特別

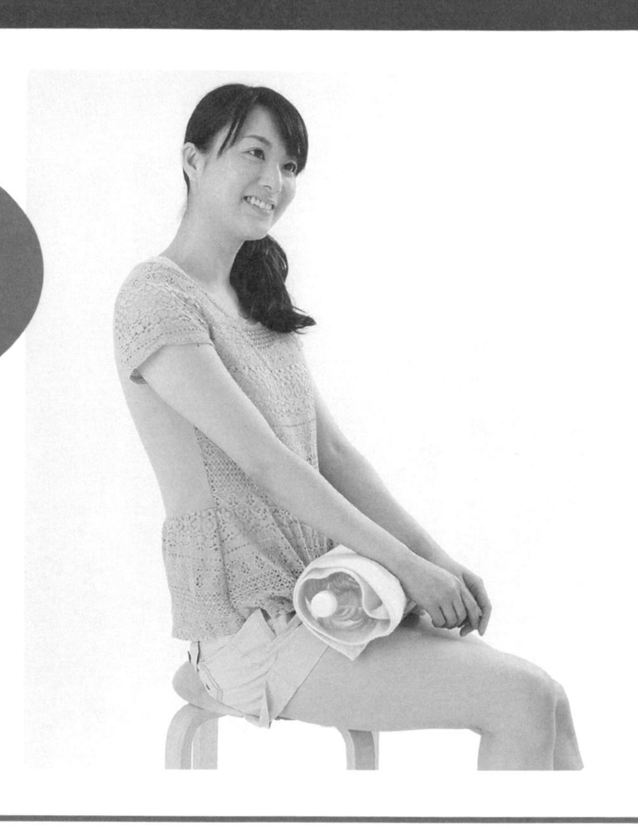

可在坐著的時候試試看，結石會從腸道排出！

❷在寶特瓶外側包一層毛巾，然後在坐在椅子上的時候，將寶特瓶放在膝蓋附近。如果溫度下降了，可重新注入熱水。另外也要注意低溫灼傷。

購買才行，但其實可利用寶特瓶代替。在寶特瓶裝熱水，然後在熱水還沒冷卻之前，用毛巾包在外面。包毛巾是為了預防低溫灼傷。之後就能在坐著的時候，將這個寶特瓶放在膝蓋上面，讓寶特瓶輕輕地蓋在肚子外側。

偶爾也可以放在靠近腎臟的腰部，提升腎臟的功能，如此一來，多少能夠避免排出多餘的成分，預防結石形成。

熱水袋很適合在寒冷季節溫暖身體，而且在夏天的時候，我們通常會開冷氣，許多人也會因此代謝變差，體溫變低，身體末梢冰涼，此時不妨試著利用熱水袋溫暖身體，應該會覺得很舒服。這麼做除了能預防結石發作，應該也會讓人感覺身體狀況變好。（川嶋朗）

秘訣⑦

除了腎結石之外，大部分的疾病都是因為鈣質攝取不足。攝取充足的鈣質就能預防結石！

預防結石的正確方法就是攝取充足的鈣質

每個人的結石或多或少都有些不同，但80％的結石幾乎都含有鈣質。

有些讀者聽到這裡可能會搶著說：「所以不能攝取鈣質囉？」但其實這樣反而弄巧成拙，因為鈣質攝取不足，反而會造成腎結石。

為什麼鈣質攝取不足，會形成腎結石＝結塊的鈣質呢？答案就在「鈣矛盾」（參考110頁說明）這個關鍵字。

假設骨頭含有一億的鈣質，其中的萬分之一會流入血液，然後血液之中的鈣的萬分之一會存在於細胞。血液之中的鈣扮演著相當重要的角色，一旦不足，心臟與大腦就無法正常運作，也會攸關生死。

所以，若未透過飲食攝取足夠的鈣質，補充血液之中的鈣質，被譽為鈣質代謝指揮官的副甲狀腺素就會開始分泌。

如此一來，骨頭的鈣質就會大量溶解，進而流入細胞之中。假設大量的鈣質就這樣被運到腎臟，就會與含有草酸與尿酸的磷酸結合，腎結石也就跟著形成。

美國哈佛大學的卡漢教授曾針對鈣質攝取與腎結石發作的相關性進行了十幾年的追蹤研究，結果發現，鈣質攝取不足的人反而容易罹患腎結石。

我曾在一九五〇年代的時候前往美國留學，而當時的美國正為了小兒麻痺這個問題而傷透腦筋。

小兒麻痺是脊髓的灰質被病毒侵犯所引起的疾病，通常好發於年輕人，會讓人無法走路，有時甚至會因為呼吸器官的肌肉麻痺而喪命。

一旦感染小兒麻痺，骨頭的鈣質就會流失，腎臟也會因為出現大顆的結石而無法正常運作，這就是小兒麻痺患者死亡的主因。

「鈣矛盾」的研究持續發展之後，就發現除了腎結石，大部分的疾病都與骨頭溶出的鈣質有關。

當鈣質進入血管，就有可能造成動脈硬化的問題，如果進入大腦，腦細胞就無法正常運作，也有可能會受傷，進而造成記憶障礙、失智症、阿茲海默症這類疾病發作。

此外，鈣質若是滲入軟骨，軟骨就會變硬，進而不斷磨損，最後引起骨頭與骨頭直接碰撞，形成痛得令人難以承受的退化性膝關節炎。

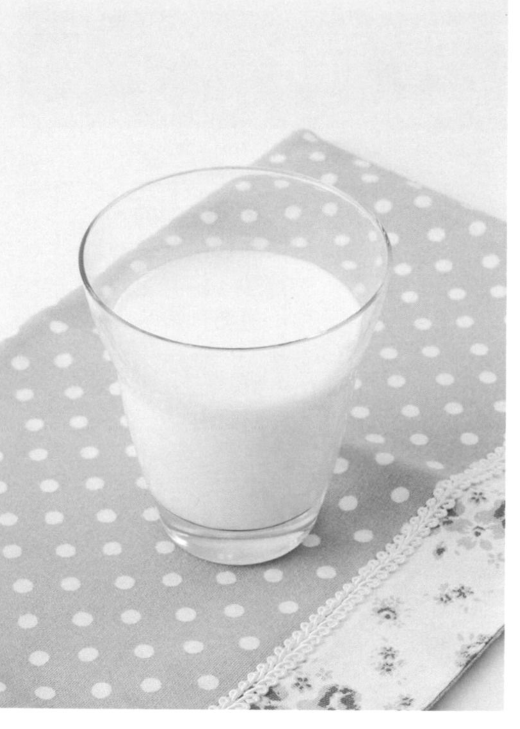

「現代的日本人通常都有鈣質攝取不足的問題，所以腎結石的病例也跟著增加，建議大家透過牛奶或其他食品隨時補充鈣質。」藤田博士這麼說。

維生素D能有效促進鈣質吸收

要預防腎結石與其他疾病，就得避免血液之中的鈣質不足，也就得透過飲食攝取足夠的鈣質。

雖然乾燥的櫻花蝦、鹿尾菜、起司都含有豐富的鈣質，但如果害怕攝取太多膽固醇，可改喝低脂牛奶或是透過營養補充品攝取鈣質。

此外，要讓人體進一步吸收鈣質的話，絕對少不了維生素D的幫忙。魚類（尤其是乾燥的魩仔魚與鮭魚）、菇類都含有大量的維生素D。

（藤田拓男）

幾乎所有的疾病
都是由「鈣矛盾」引起的
示意圖

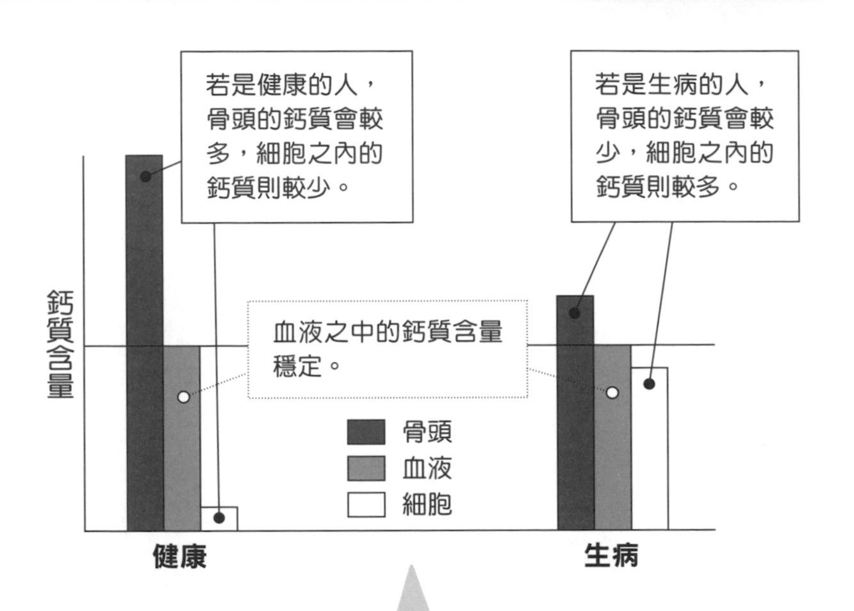

細胞之內的鈣質是壞蛋！

假設血液之中的鈣質不足，骨頭的鈣質就會流入血液，藉此補充不足的鈣質。但是，通常會一口氣補充太多，而鈣質流入細胞就會造成問題。

腎結石的病因

當血液之中多餘的鈣質流入腎臟，鈣質就會結晶，而這就是造成腎結石的主因。

秘訣⑧

擔心腎結石的人，可在油膩的食物加點「蒜泥醋」。大蒜的維生素B6與醋的檸檬酸能有效預防結石形成！

罹患腎結石的病患增加，而且有年輕化的趨勢

當腎結石流入輸尿管，就會造成劇烈的疼痛。

筆者也曾親身體驗過這種被譽為疼痛指數第一名的痛，但到底有多痛，實在難以透過筆墨或言語形容。

日本的腎結石患者正不斷增加，而且有年輕化的趨勢。一般認為，這是飲食習慣西化的緣故。

所謂的西化，就是大量攝取肉類、乳製品、油膩食物的趨勢，過度攝取脂肪可說是造成結石的元凶。

結石的主要成分為草酸與鈣質，如果是飲食正常的一般人，草酸與鈣質都會在腸道結合，再與糞便一同排出。

不過，長期食用脂肪含量較高的食品，這些脂肪就會干擾草酸與鈣質在腸道結合。

這些草酸與鈣質被腸道吸收，進而溶入血液，然後為了與尿液一同排出而被送到腎臟。在腎臟結合之後，就會慢慢地累積成腎結石。

所以要預防腎結石，不是減少脂肪的攝取量，就是提升代謝脂肪

使用重點

油膩的料理要多淋一些【蒜泥醋】。

炸雞或是其他的油炸料理一定要淋了「蒜泥醋」再吃！大蒜與醋的成分能提升脂肪的代謝速率，預防結石形成。

的速率。要戒掉想吃的東西並不容易，所以只能試著提升代謝脂肪的速率，也就是在攝取脂肪的時候，與維生素B6一併攝取。

大蒜含有大量的維生素B6，醋的檸檬酸對有助於燃燒脂肪，以及讓尿液傾向鹼性，促進結石溶化的特性。

所以在攝取油膩的料理時，最好能同時大量攝取以大蒜、醋製作的【蒜泥醋】。我自己也如此實踐，的確能有效改善脂質異常症以及預防結石發作。

（川嶋朗）

「蒜泥醋」的製作方法

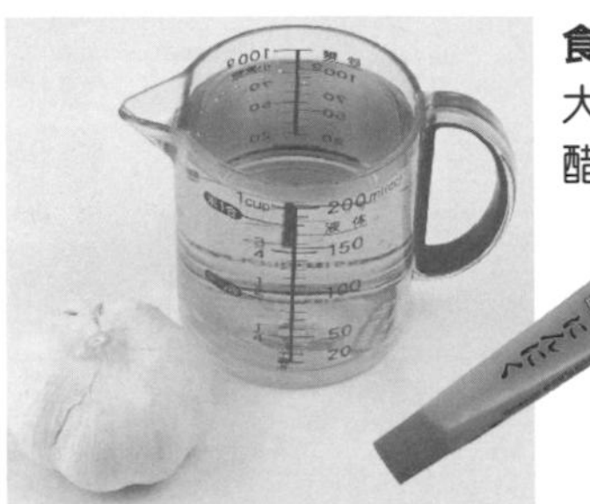

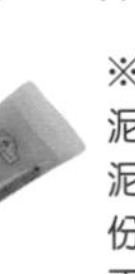

食材（2週的量）
大蒜…2瓣
醋…1杯（200㎖）

※如果覺得將大蒜磨成泥很麻煩，可改用生蒜泥醬，此時可將蒜泥的份量改成1又½小匙，再與醋拌在一起。

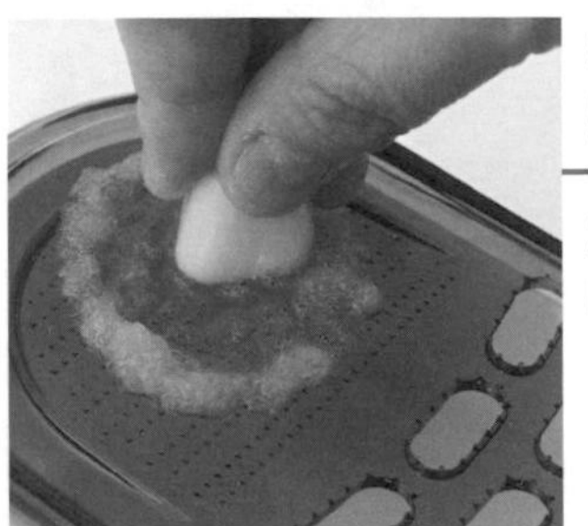

❶ 將大蒜磨成泥

大蒜先去皮，再以磨泥器磨成泥。

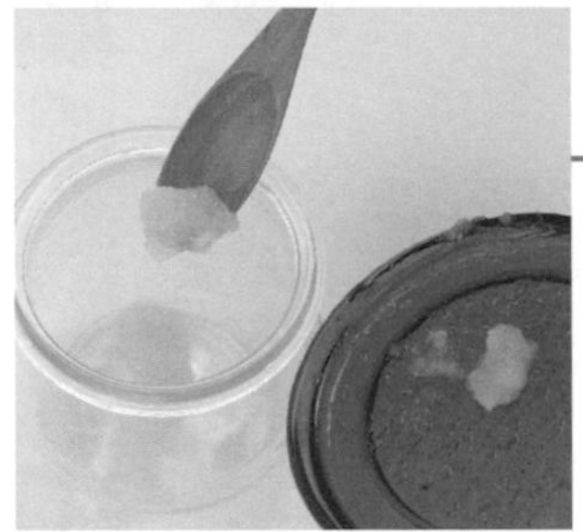

❷ 放入保鮮瓶

將有蓋子的保鮮瓶洗乾淨後，再以乾布徹底擦乾。倒入步驟❶的蒜泥。

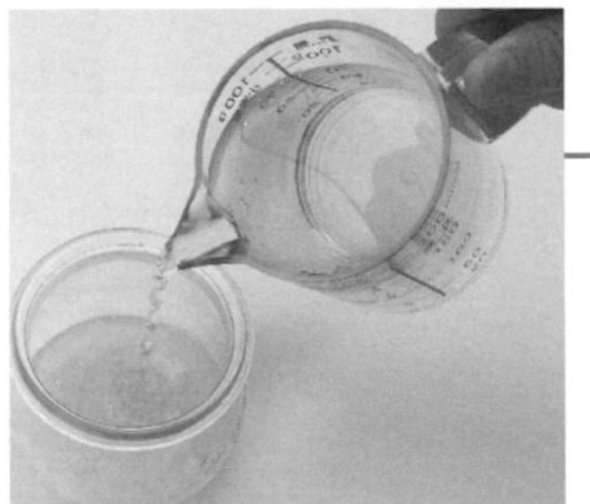

❸ 注入醋

將醋倒入步驟❷的瓶子，再以乾淨的筷子或是湯匙攪拌均勻。

完成!!

蓋上蓋子，放進冰箱保存。建議在一個月之內用完。

可在用餐的時候使用。血液會立刻變得清澈！

基本的使用方法

代替鹽、胡椒與醬汁，直接淋在料理上面即可。

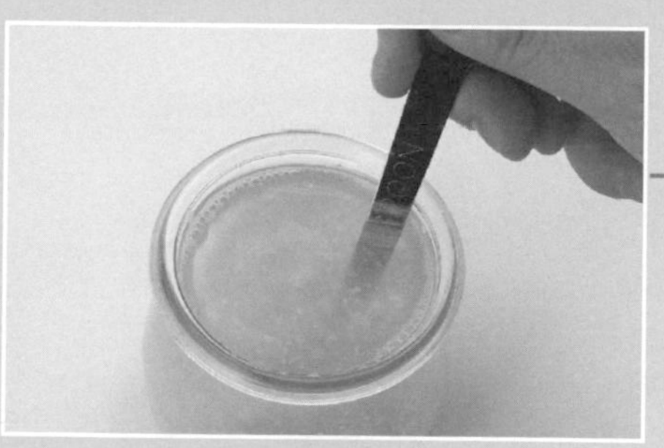

①攪拌

大蒜的成分容易沉底，所以使用前要先攪拌。

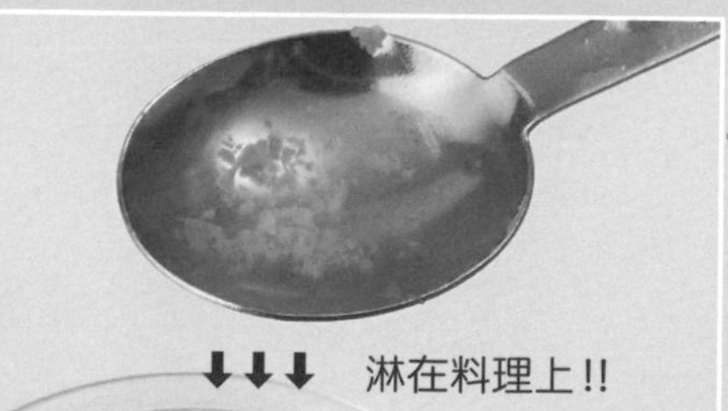

②淋在食物上！

以一餐攝取1～2小匙為目標，可代替鹽、胡椒與醬汁，直接淋在料理上面享用。

蒜泥醋
Q&A

Q
哪些人不能吃蒜泥醋？

A 【蒜泥醋】不是藥物是食品，所以不論是誰都能輕鬆地享用，不過，醋與大蒜都是刺激性食物，胃腸不好的人最好不要直接喝，要與料理一併享用。此外，有受醫師指示飲食內容的人，一定要先與醫師討論再食用。

Q
應該挑選什麼醋比較好？

A 超市常見的穀物醋就很健康。大家可視個人口味選擇米醋或是蘋果醋，若是選擇醪醋或是調味醋這類甜味較為明顯，或是添加了其他調味料的醋，酸度就會比較低。這種蒜泥醋不耐放，所以最好一次做一半的份量，然後快點用完。

Q
大蒜為什麼會變成藍色？

A 關於這點可說是眾說紛云，但一般認為，是醋的酸讓大蒜的成分產生變化。由於這些成分都來自植物，所以食用也不會對人體造成傷害。此外，大蒜不會全部變色，而且時間一久，顏色也會慢慢變淡。

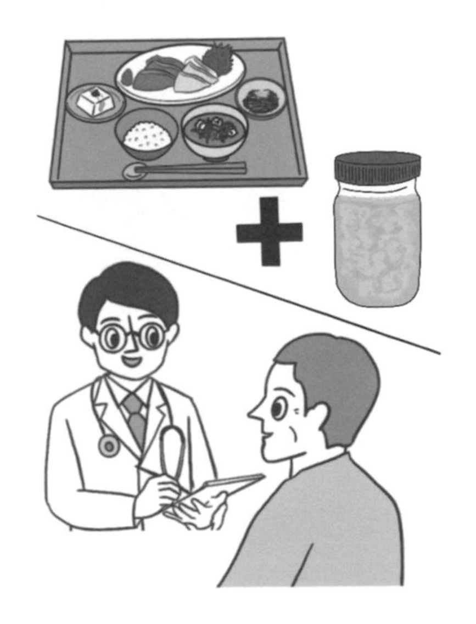

Part 4

讓【腎結石、尿路結石】明顯改善的特效食品①「西瓜湯」

大東文化大學體育健康科學部健康科學科教授、醫學博士
大城 聰

喝「西瓜湯」能快速吸收西瓜的健康成分。有些人喝了這碗濃縮西瓜精華的湯品之後變瘦、腎功能恢復，尿路結石的問題也得到改善

能有效改善肥胖、高血糖與高血壓的問題

被譽為夏季水果之王的西瓜擁有許多健康成分。雖然有些人覺得西瓜很甜、吃了會胖，但其實恰恰相反。造成肥胖的原因是糖分（碳水化合物），而西瓜的碳水化合物不容易消化，也幾乎不會被吸收，所以有些人在喝了以西瓜熬煮而成的「西瓜湯」（參考122頁）反而瘦了下來。

因肥胖而引起的胰島素阻抗症狀（胰島素無法發揮作用，會造成糖尿病）、高血糖、高血壓、脂質異常症、動脈硬化造成的各種併發症統稱為「代謝症候群」，而這次介紹的西瓜湯能有效預防與改善這個症候群。

此外，西瓜也含有各種有效成分，所以有些人在喝了西瓜湯之後，高血壓與腎功能下降的問題都得到改善。接下來為大家說明西瓜的成分與對應的效果。

①不容易消化的碳水化合物

西瓜的碳水化合物不太容易消化，所以很難轉換成熱量，還會阻礙其他食品的碳水化合物被吸收，更可以抑制人體吸收中性脂肪，提升礦物質的吸收率，增加腸道好菌，減少腸道壞菌，讓腸道環境變得更加健康，間接改善便祕問題與增強免疫力，打造不易生病的體質。

②瓜胺酸

這是西瓜含量極高的胺基酸之一。在製造蛋白質的時候，胺基酸

① 含有各種健康成分的西瓜

瓜胺酸

這是西瓜特有的胺基酸。能促進有毒的氨排出體外，還能擴張血管，增進血液循環。

茄紅素與單寧

這是具有抗氧化效果，能消除不好的活性氧的多酚。能有效改善糖尿病、代謝症候群與預防癌症。

鉀

這是礦物質中的一種，具有利用效果，能讓身體多餘的水分與鹽分排出體外，間接改善高血壓的問題。

不易消化的碳水化合物

顧名思義，就是不容易消化的碳水化合物。可抑制血糖與中性脂肪的指數上升，也能減少內臟脂肪。

飲用西瓜湯可一口氣攝取上述這些成分

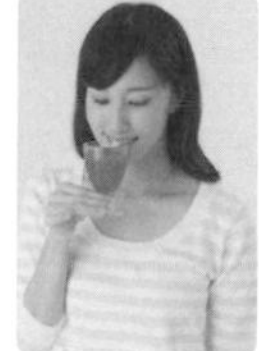

③

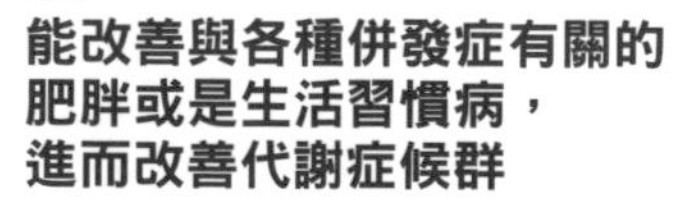

能改善與各種併發症有關的肥胖或是生活習慣病，進而改善代謝症候群

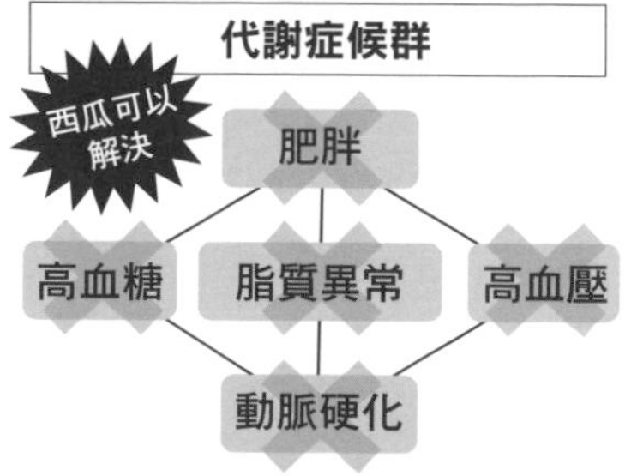

這些成分的加乘效果能針對高血壓或高血糖這些代謝症候群的病因各個擊破。

西瓜的主要營養成分（紅肉西瓜）

	可食用部分每100g含量
熱量（kcal）	41
水分（g）	89.6
蛋白質（g）	0.6
脂質（g）	0.1
碳水化合物（g）	9.5
膳食纖維（g）	0.3
灰分（g）	0.2
礦物質	
鈉(mg)	1
鉀(mg)	120
鈣(mg)	4
鎂(mg)	11
磷(mg)	8
鐵(mg)	0.2
鋅(mg)	0.1
銅(mg)	0.03
錳(mg)	0.03
維生素	
A(β-胡蘿蔔素)(μg)當量	830
E(mg)	0.1
B_1(mg)	0.03
B_2(mg)	0.02
菸鹼酸(mg)	0.2
B_6(mg)	0.07
葉酸(μg)	3
泛酸(mg)	0.22
生物素(μg)	0.9
C(mg)	10

節錄自文部科學省
「日本食品標準成分表2020年版（八訂）」

會跟著代謝，而在代謝的過程中會產生氨，肝臟也會立刻將氨轉換成毒性較低的尿素。此外，瓜胺酸會在人體內部轉換成精胺酸，製造讓血管擴張的一氧化氮，所以能有效改善高血壓。由於瓜胺酸也能增加腎臟的血流量，所以可加速濾出尿素與其他老舊廢物，讓有害物質隨著尿液排出體外。

肝臟與腎臟若是無法正常發揮作用，肝臟的解毒功能與腎臟的過濾功能會變差，於是毒素在體內囤積，導致我們容易感到疲倦，也會出現水腫、手腳冰冷這些問題。此外，也有可能會因為代謝變差而發胖，並讓皮膚變得粗糙與暗沉，而瓜胺酸則有改善上述問題的效果。

提升腎臟功能，強化身體排水能力，就能有效改善腎炎、尿路結石、膀胱炎、頻尿與泌尿器官失常這些問題。

③單寧（高濃度兒茶素）

西瓜的單寧具有明顯的抗氧化效果，是能預防動脈硬化、糖尿病、癌症與老化的成分，還能讓體脂肪加速分解與燃燒，甚至有研究報告指出，這種單寧可以降低結石形成的風險。

④鉀

鉀是具有利尿效果的礦物質，有促進身體排出水分與鹽分，改善水腫與高血壓的效果。

其實喝了西瓜湯之後，就有可能因為鉀與瓜胺酸的效果而暢快地排出清澈的尿液。

⑤茄紅素、β－胡蘿蔔素、維生素C

西瓜也富含茄紅素、β－胡蘿蔔素、維生素C這類抗氧化效果極高的色素成分，而這些色素成分的抗氧化效果能有效預防癌症、動脈硬化與老化。

β－胡蘿蔔素會在體內轉換成維生素A，讓皮膚與黏膜變得更健康，藉此預防感染疾病以及保護眼睛。此外，西瓜也含有分解醣分的甘露糖苷酶以及預防肝臟儲存脂肪的肌醇，所以吃西瓜能讓這些有效成分在體內全面運作，提升內臟的功能與代謝的速度。

不過，未經處理的西瓜有九成都是水分，不太容易大量食用，而煮成西瓜湯之後，就能有效地持續攝取西瓜的成分。西瓜的成分通常不怕熱，所以加熱也不會流失，也能與優格、氣泡水以及其他食品混拌食用。建議大家多攝取美味又健康的西瓜湯，度過容易疲勞的夏天。

經驗談

困擾了幾十年的尿路結石消失了，躲過洗腎的命運，連高血壓也改善了

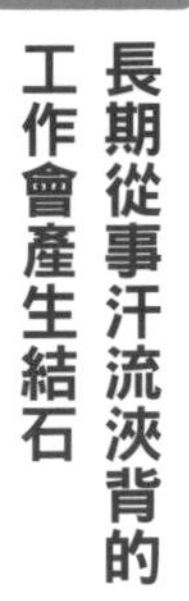

三餐飯後吃，尿量增加，尿管結石也治好了。

廣島縣　A男（七十歲）

長期從事汗流浹背的工作會產生結石

我從快三十歲的時候就開始有結石的問題，而且這個問題困擾了我快三十年。

由於我是在鐵工廠上班，所以每天都會因為做粗活而流很多汗，或許身體也是因此出問題。那時的我每天都補充很多水分，但尿還是很濃，也很容易出現結石，而且不管接受了幾次治療，結石還是一直出現。

當結石變得像米粒那麼大，會讓人痛得沒辦法好好站著。三十幾歲的時候，我接受過結石手術，也一直都有服藥，但一直未能見效，最終只能每兩、三個月接受一次超音波碎石術的治療。

或許是因為這樣，我的腎功能變差，各項檢查數據也都很差，醫師也提醒我「再這樣下去就要洗腎」。

由於腎臟不好，所以我的血壓也一直很高，收縮壓最高可達250～300㎜Hg，而且吃降血壓的藥也降不下來。

喝「西瓜湯」之後找回健康

不過十幾年前，我在朋友的建議之下開始喝「西瓜湯」，自此，結石就消失了，而且尿量也增加很多，而且這幾年再也不曾接受結石的治療，高血壓的問題也得到改善，收縮壓降到了180㎜Hg左右。

感謝這項飲食療法讓我恢復健康，這幾年我總算更重視健康，生活也變得更加輕鬆。

經驗談

每三年就得面對一次讓人痛不欲生的結石！多虧「西瓜湯」讓尿量增加，才能不經手術就讓結石排出！

一天喝三杯，十天就讓結石順利排出！

大阪府　B男（五十六歲）

才二十六歲就面臨痛不欲生的結石

我第一次體驗結石的痛苦是在二十六歲的時候。從那時開始，大概每三年就得每對一次那種疼痛。

我記得第一次是在與家人出門買東西的時候發作。當時左側腹部突然痛得讓人喘不過氣，整個人癱軟無力，回過神來，才發現自己已經被搬上救護車了。

每次都是左側的腎臟出現結石。在打了麻醉之後，接受了超音波碎石術的治療，但那種疼痛就像是揮之不去的惡夢，每當結石發作，我就得請假一週，也覺得很對不起公司。我聽說梅乾與納豆能有效預防結石，所以持續吃了一陣子，但效果不太明顯。

沒想到折磨我那麼久的結石會自然排出

飽受結石蹂躪的我，差不多是在半年前透過父母的朋友知道「西瓜湯」的。我一知道有這道湯品之後，便每餐飯後喝一杯，一天總共喝三杯，沒想到才喝了幾天，就發現尿量明顯增加，有時甚至得三十分鐘跑一趟廁所。不過，就在持續喝了十天左右的某個早上，左側腹部又開始痛得不得不去醫院接受治療。一切果然如預測的一樣，又是結石的問題。不過，當我去了趟廁所，結石居然隨著尿液排出來。我第一次在不需要接受手術的情況下排出結石，我也因此感動不已。這都是多虧了西瓜湯。

雖然我才開始喝沒多久，但為了預防結石發作，我會繼續喝下去。

經驗談

曾有過兩次結石比米粒還大的痛苦經驗。透過「西瓜湯」改善數值，逃過洗腎的命運，結石也消失得無影無蹤

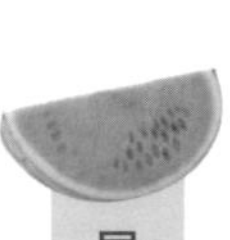

尿路結石曾經發作兩次，而且差點洗腎，最後順利康復

廣島縣　C男（六十八歲）

腎臟病因為結石而惡化

我在二十九歲的時候，第一次遇到輸尿管結石。記得當時我在哥哥的家裡，整個人突然痛到不行，送醫後雖然震碎了結石，但沒想到結石居然比米粒還大，腎功能指數也掉到30%左右，醫師告訴我，如果指數低於10%就得洗腎。

水分或老舊廢物無法隨著尿液一併排出，結石就會再次發作。當我知道這件事之後，便四處請教預防的方法，也就是在那個時候認識「西瓜湯」。這道飲品的效果可說是立竿見影，尿量最多的時候，曾半夜每隔一小時就跑一次廁所，跑了三次才上乾淨。不過，我其實不太愛喝這道收乾湯汁的西瓜湯，所以一開始算是喝得不甘不願，最終喝了幾年就不再喝。沒想到，在我剛突破四十歲大關的時候，那股令人害怕的疼痛再次找上門。

利用「西瓜湯」解決復發的結石以及預防結石發作

我再次接受手術治療。當時醫師告訴我，可多喝利尿的啤酒，但我不喝酒，所以我又想起西瓜湯。既然我是因為討厭喝西瓜湯，所以結石才又發作，那麼這次我便決定養成習慣，乖乖地喝。過了六十歲之後，我也比較注意飲食內容。比方說，將每次的兩碗白飯減少至一小碗的白飯，以及盡可能大量攝取富含鉀的蔬菜。

如今，原本只剩30%的腎功能已恢復至45%，結石也已消失得無影無蹤。我真的非常感謝這道讓我免於尿管結石劇痛的西瓜湯。

「西瓜湯」的製作方法

濃縮有效成分的祕訣在於收乾湯汁！

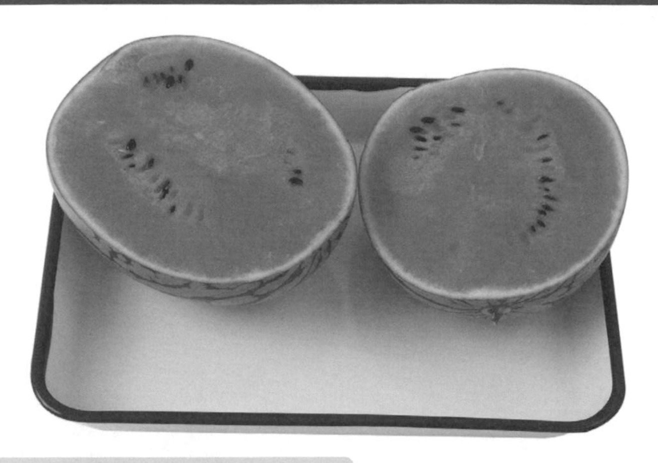

2公斤的西瓜約可做出
1週所需（約700mℓ）
的西瓜湯

食材（約1週量）
※中型西瓜1顆，
大型西瓜約¼顆

❶ 去籽

先切開西瓜，再用菜筷或是湯匙挑掉種子。雖然有點麻煩，但記得挑乾淨。

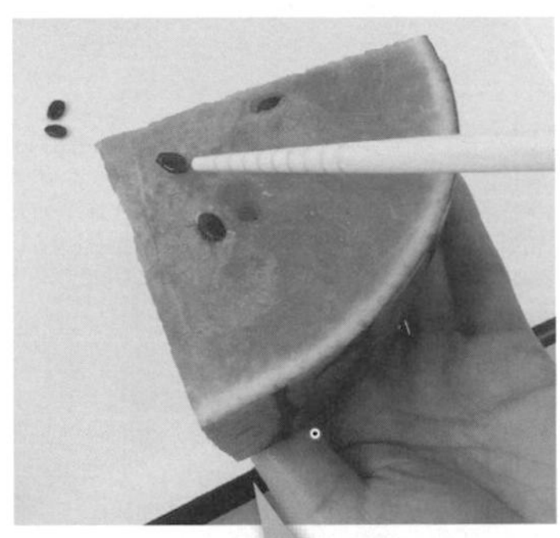

雖然有點麻煩，
但記得挑乾淨。

❷ 磨成泥

利用磨泥器將西瓜磨成泥（怕麻煩可以利用果汁機）。

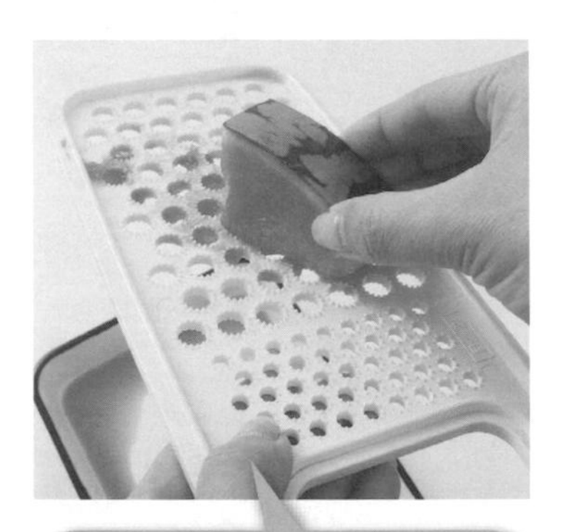

最好連白色的部分
也磨成泥。

有效的攝取方式

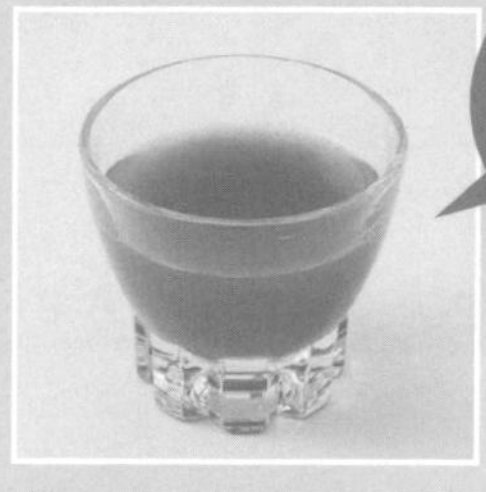

每天喝2次，
每次喝50㎖

- 隨時都可以喝，但以早晚各一次為佳。
- 想減量的人建議餐後再喝。
- 可利用常溫水或白開水稀釋。身體的排水效率會大幅提升。

放進冰箱保存

- 放涼後倒入密封罐，再放進冰箱保存。
- 密封罐可選擇以熱水消毒過的耐熱容器。
- 1週之內喝完為佳。

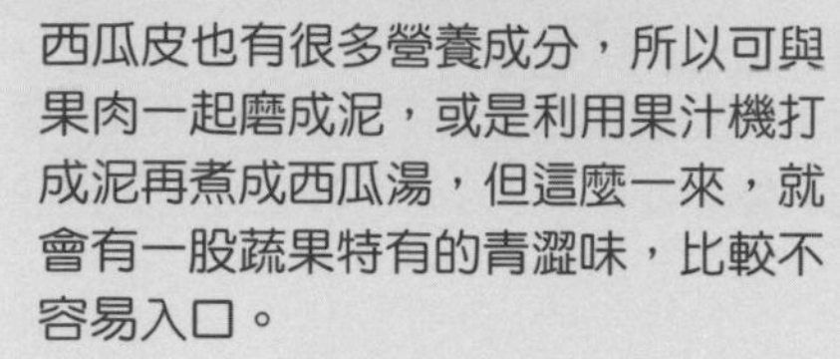

覺得西瓜皮丟掉很浪費的人，也可以一起打成泥

西瓜皮也有很多營養成分，所以可與果肉一起磨成泥，或是利用果汁機打成泥再煮成西瓜湯，但這麼一來，就會有一股蔬果特有的青澀味，比較不容易入口。

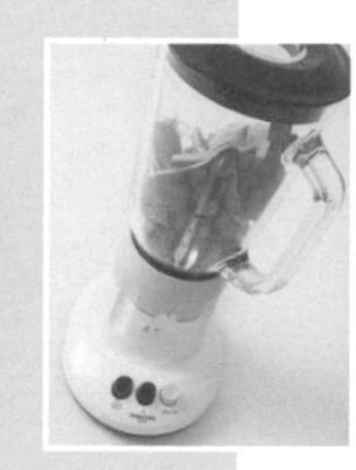

❸ 熬煮

西瓜泥倒入鍋子或是平底鍋，以小火慢煮30分鐘～1小時，直到湯汁收乾為止。記得要不時以木製鍋鏟攪拌，才不會煮到過於沸騰而冒出來或是煮焦（使用平底不沾鍋比較不會焦掉）。

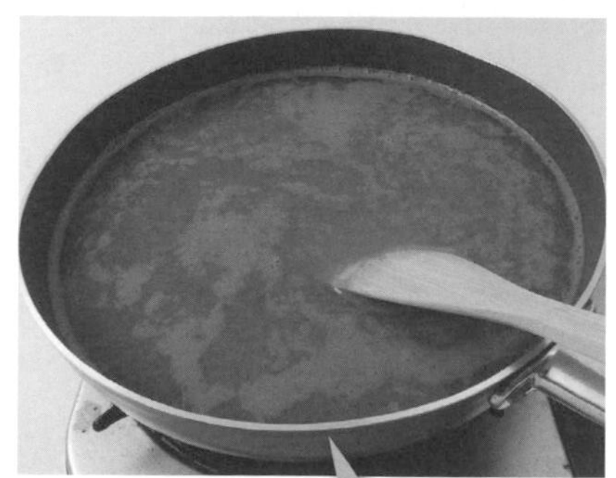

不用撈除浮沫。

❹ 完成

煮到原本的一半份量，湯汁帶有濃稠感即可關火。

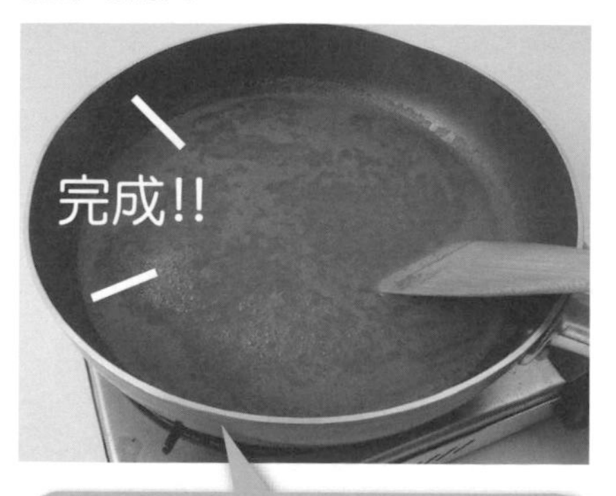

稠稠的，很好喝！

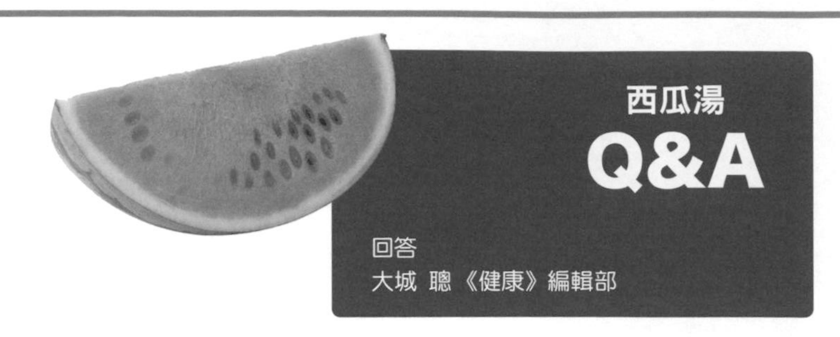

西瓜湯 Q&A

回答
大城 聰《健康》編輯部

Q
有誰不能喝
西瓜湯的嗎？

A 基本上，從小孩子到老人家都能喝。但是，重度糖尿病、腎臟病以及必須控制飲食與攝水量的人，必須先請教主治醫師再決定是否飲用。（大城）

Q
覺得西瓜湯很難喝。
有沒有讓西瓜湯變得好喝的方法？

A 可利用常溫水或是白開水稀釋，或是搭配優格一起喝。任何飲用方法都有效果，請務必多試幾種。（大城）

Q
小玉西瓜與黃色西瓜
也能做成西瓜湯嗎？

A 可以。雖然黃色西瓜的成分與紅色西瓜略有不同，但差異不大。（大城）

Q
要喝多久才會看到效果？

A 這其實是因人而異，有些人很快就會排尿順暢，有些人則是幾天之後，便祕就好了。

不過，多喝不代表短時期就會有效果，所以就算喝得量不多，也請持續喝一個月，應該就會覺得有所改善。總之就是每天持續喝。（大城）

Q
喝西瓜湯之後，血壓跟著降下來，所以不用再吃降血壓的藥嗎？

A 就算在喝了西瓜湯之後恢復活力，也不能自行停藥或用藥，不管平常吃的藥是什麼都一樣。請務必與熟悉的醫師討論，再控制用藥的份量。（大城）

Q
煮西瓜湯很麻煩，而且非夏季時西瓜很貴。有沒有什麼解決之道呢？

A 也可以攝取利用西瓜製作的食品，可在市面上買不到西瓜的時候攝取。

當然也可以在西瓜的季節，每天吃一片西瓜。雖然只是一點點，也能攝取有益身體健康的成分。（《健康》編輯部）

// 也有補充西瓜成分的食品 //

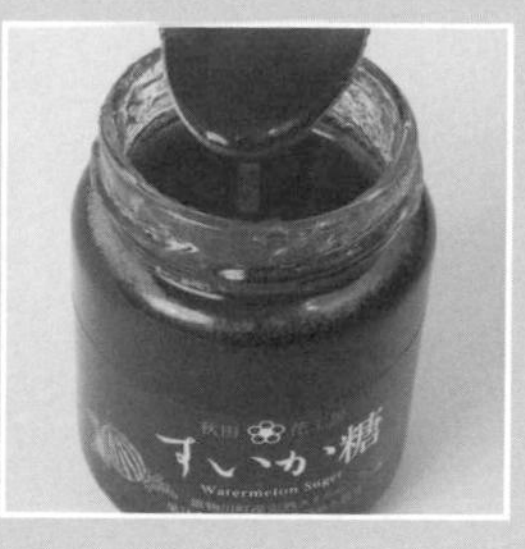

圖中是西瓜煮乾後製成的食品。口感很像是清爽的果醬。

「秋田花工房西瓜糖」(150g・2160日圓)
與合同公司地區一起銷售　0120・973・218

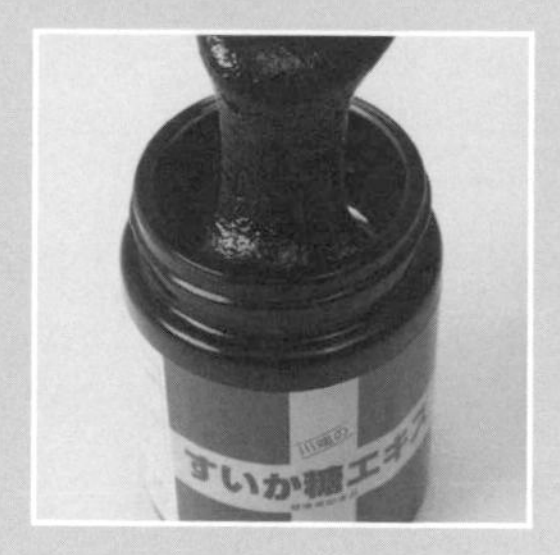

圖中是在煮乾的西瓜加入冬瓜、玉米鬚的西瓜糊。

「川端西瓜糖精華」(120g・3780日圓)
株式會社川端乃精華　0120・474・425

※商品名稱與價格可能有所變動。
※各商品的內容為《健康》編輯部的調查結果。參考價格皆為日幣含稅價。

可改善結石的民間偏方

夏枯草

長在日照充足的山林或是路邊，是在日本隨處可見的雜草。莖部為四角形狀，高度約為15～30㎝，初夏時，花開出紫色的唇形花朵。到了仲夏之時，花穗會變成褐色，此時可摘取花穗，放在太陽底下曬乾。

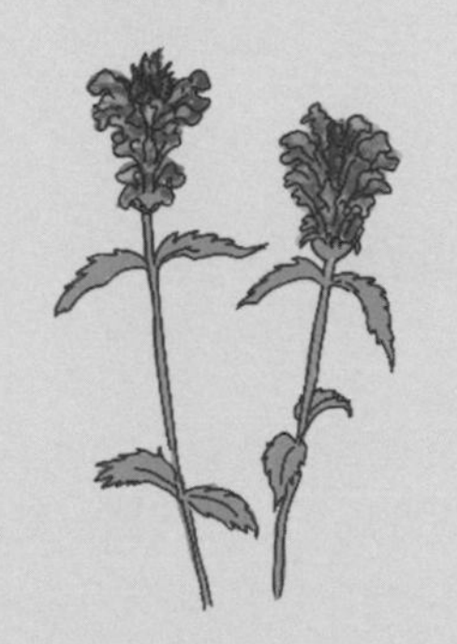

黃鱔藤

紫色的爬藤類灌木。於日本全國的山林茂密自生。於7～8月開出白花之後，到了秋天會結出類似紅豆的果實。能作為藥材的部分為藤蔓與葉子，通常會曬乾之後使用。

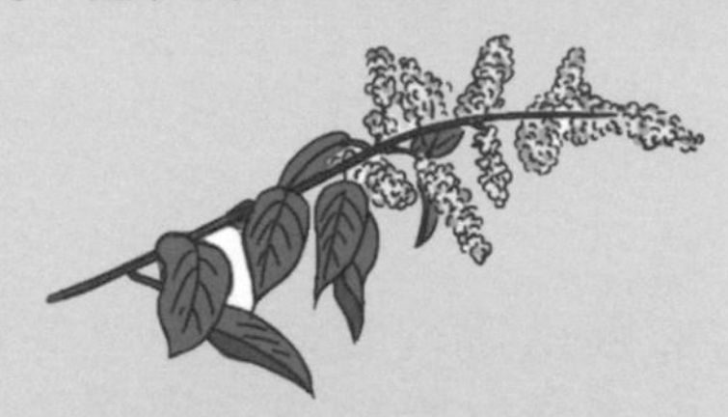

白背櫟

這是櫟樹的一種，是於溫暖山林自生的常綠喬木（2公尺以上的樹）。常見於日本九州、四國、中國、近畿地區，日本北部則以宮城、新潟為自生的界線。樹幹呈黑灰色，樹皮為白色，葉子細長，約10～15㎝，中段至末梢的部分呈尖銳的鋸齒狀，但背面為白色。

隨時皆可摘收，但以10～11月為佳。放在太陽底下曬乾之後，可切成細末保存。

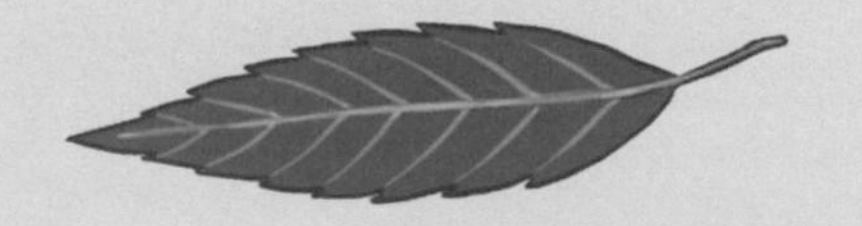

金錢薄荷（連錢草）

這是常見於草原、路邊、庭院以及各地的多年草。莖部為四角形，於4～5月開花之後，莖部會類似藤蔓般往地面倒伏，也會鑽進牆縫。葉子為圓形，邊緣有銳利的切口。可採集葉子與莖部日曬備用。

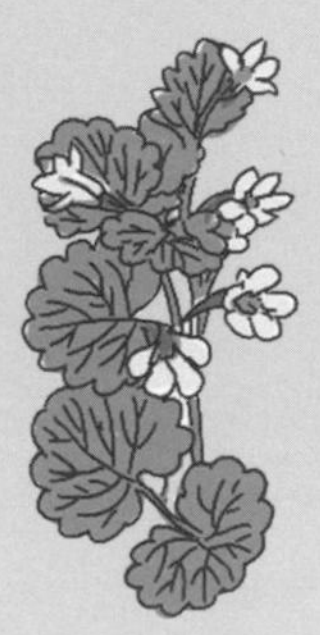

〈使用方法〉

這些藥草都可先曬乾，再以10g兌400㎖的水，三碗煮成一碗，分三次服用。如果要以白背櫟預防結石，可將20～30g的乾燥葉子倒入2ℓ的水，再以小火煮20～30分鐘，然後當成茶水飲用。

※節錄自《もう結石なんか怖くない》（梶本義衛著，主婦之友社）

Part 5

讓【腎結石、尿路結石】明顯改善的
特效食品②
「紅黑豆茶」

Green Leaf治療院院長、中醫師
高野耕造
藥學博士、漢方專科「壯健」TAMURA藥局代表藥劑師
田村哲彥
東京有明醫療大學保健醫療學部針炙學科教授
川嶋 朗
（依照刊載順序）

經驗談

輸尿管結石的劇痛當天緩解！結石立刻掉到膀胱，殘尿感與頻尿也消失，排尿變得十分順暢！

喝600㎖之後，輸尿管結石立刻得到改善。

如晴天霹靂般的輸尿管劇痛

我差不多是在三年多前輸尿管結石發作。很久以前我就聽過，膽結石、胰臟炎、輸尿管結石這三種疾病會伴隨著劇烈疼痛，但完全沒想到會痛成那樣。

當天早上，我正在我服務的按摩針灸醫院準備開門，然而側腹突然像是被刺了一根針那般疼痛，當時真的痛得站都站不穩，感覺就像是身在地獄，接著又像是內臟被人用力抓住般痛到不行。我以為過一會兒就會好，沒想到卻痛得冷汗直流，痛的感覺沒有任何消退的跡象，而且還有頭暈、想吐的症狀。

我心想，現在這個樣子的話，一整天都沒辦法幫患者看病，便取消當天所有的預約，坐著救護車去醫院。

一到急診，照了X光之後，發現從腎臟到膀胱的輸尿管被一顆很大的結石堵住，腎臟也因為尿液堵塞而出現了水腎症，整顆腎臟腫得像水袋一樣，光用看的就覺得痛。醫生雖然開了溶化結石的藥給我，但身體受不了，一吃就把藥吐出來。

醫師告訴我，多喝水，多跳幾下，結石比較容易掉到膀胱，所以我便在痛到不行的狀態之下，逼自己喝了一堆水。雖然有稍微排尿，

輸尿管結石的劇痛當天緩解！結石立刻掉到膀胱，殘尿感與頻尿也消失，排尿變得十分順暢！

但結石還是紋風不動地堵在輸尿管。

喝了茶的當天，疼痛就消失了

就是在那個時候，有位朋友推薦我喝黑豆茶。我那位朋友因為工作的關係，都會調製適合患者喝的茶。當他知道我因為輸尿管結石而痛苦不堪時，便立刻替我煮了黑豆茶。黑豆茶的香氣讓我恢復冷靜，也讓我放鬆不少。我當天應該是喝了三大杯，約600㎖的茶吧。就在我忍著痛，一邊替病人針灸，一邊喝黑豆茶的同時，早前的那股疼痛居然煙消雲散。

我想，應該是結石掉到膀胱了，但我不知道是何時從尿道排出的。之前有人告訴我，結石掉到膀胱之後，會有頻尿或是殘尿的問題，但我也沒有這些感覺。多虧黑豆茶，我才能排尿順暢，結石才會隨著尿液一併排出。我完全沒想到結石會在第一天就排出來，真的是讓人又驚又喜。

過了兩個月之後，發生了一件更驚人的事情。我在結石的疼痛消失之後，也繼續喝黑豆茶，沒想到某天上完廁所之後，突然發現尿液之中有像是黑砂的物質，看來我是容易形成結石的體質，而這次又似乎快要出現結石的問題。若不是喝了很多黑豆茶，讓排尿變得如此順暢，恐怕結石不會像這樣以砂子的狀態排出。

還有另一個讓人更開心的效果。自從我養成喝黑豆茶的習慣，喝酒的隔天早上，臉也不會水腫。我因為工作的關係，會希望盡量不要讓別人看到水腫的樣子，所以黑豆茶真的幫了我一個大忙。

這次則是首次嘗試「紅黑豆茶」，但我覺得紅黑豆茶的效果似乎比黑豆茶來得更好。據說紅豆與黑豆都有許多讓腎保持健康的成分，也有利尿的效果。煮過的紅豆會變黑，效果也更加濃縮，紅黑豆茶不只食材營養，連調製方式（132頁）也都很簡單。此外，紅黑豆茶的豆香與溫潤的味道都有讓人放鬆的效果。在睡覺之前的幾個小時喝，就能在準備就寢的時候把尿排乾淨，而且穩定心神的效果也能讓人安心入睡，對於晚上常常爬起來上廁所的人來說，應該也是一大福音。在我親身實驗之後，我非常推薦利用紅黑豆茶預防與緩解輸尿管結石。

（高野耕造）

讓身體快速排水排毒的健康茶！

「紅黑豆茶」令人驚豔的營養效果

田村哲彥

1 多酚（花青素、大豆異黃酮）

紫青色色素成分的花青素具有預防細胞氧化的效果，能有效改善動脈硬化的問題。大豆異黃酮則能改善更年期問題以及前列腺肥大的問題。

2 鉀

能讓多餘的鹽分排出體外，讓血壓下降，也能促進排水，解決水腫與手腳冰冷的問題。

3 鈣、鎂

鈣與鎂是幫助骨骼與牙齒形成的營養素，也是促進肌肉與神經正常運作的營養素。

4 蛋白質（胺基酸）

紅豆與黑豆都富含優質蛋白質（胺基酸），是維持肌肉量與提升免疫力所不可或缺的營養素。

5

膳食纖維

可讓人體吸收醣分的速度變慢，讓血糖值不易上升。建議連豆子一起吃，攝取完整的膳食纖維。

6

維生素B群

維生素B群是製造身體能量所需的營養素，能消除疲勞，也能幫助脂肪燃燒。

7

維生素K

可避免身體被活性氧受傷，還能擴張血管，促進血液循環，解決手腳冰冷的問題。

8

寡醣

能讓腸道的好菌得到營養，調整腸道環境，解決便祕的問題與提升免疫力。

9

吡哄

這是在焙茶之後滲出的香氣成分。能讓副交感神經變得活躍，讓人更容易入眠以及預防夜間頻尿的問題。

10

卵磷脂（脂質）

這是細胞代謝不可或缺的脂質。可讓大腦、內臟、神經保持健康，也能降低血中膽固醇的數值。

11

鐵分

這是血液與肌肉不可或缺的成分。能預防貧血以及消除疲倦。

12

皀素

可預防血脂氧化，讓血液保持清澈，預防血栓形成。

「紅黑豆茶」的調製方法

田村哲彦

要準備的食材（一天量）

紅豆…1又½大匙（15g）

黑豆…1又½大匙（15g）

熱水…500㎖

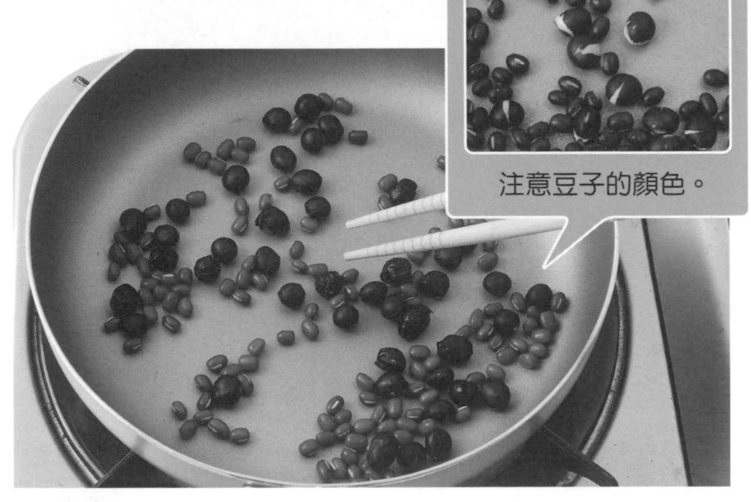

❶ 乾煎

將稍微洗過的紅豆與黑豆擦乾，再放入平底鍋以中火乾煎7～10分鐘，煎到黑豆的皮破裂，露出裡面的金黃色，散發出焦香味即可。

❷ 注入熱水悶煮

將剛剛煎好的紅豆與黑豆倒入茶壺，注入熱水，悶煮15分鐘。

悶煮 15 分鐘。

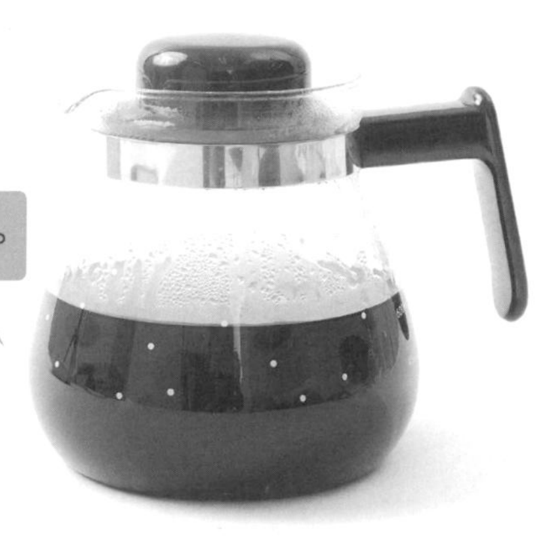

❸ 過濾豆子

濾掉豆子之後，紅黑豆茶就完成了。可以趁熱喝，也可以放涼再喝。可在1～2天之內喝完。

一天以攝取500㎖為基準。

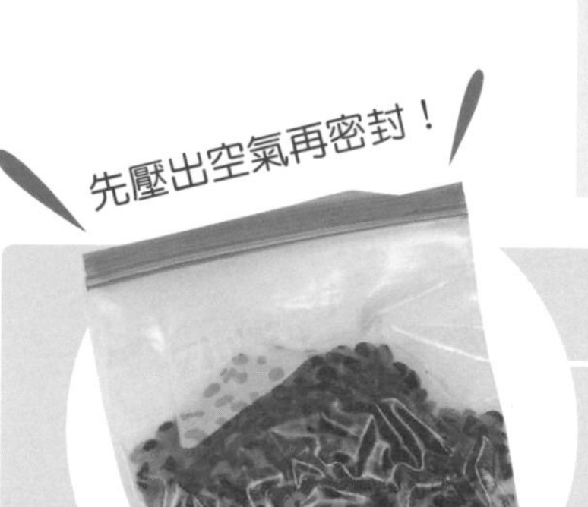

剩下的豆子該怎麼辦？

變軟的紅豆與黑豆可以摻進料理！進一步的應用方式請參考139頁的說明。變軟的豆子放入密封袋之後，可冷凍保存一個月。

飲用「紅黑豆茶」能均衡攝取優質豆類成分，促進身體排水，解決頻尿、殘尿與水腫的問題

紅豆與黑豆能促進水分代謝

不管是哪種促進健康的方法都必須持之以恆，否則不會有任何效果。

正因為如此，由紅豆與黑豆煎煮而成的「紅黑豆茶」除了好喝，還是能持之以恆的健康之道。

每個人都會因為老化而或多或少有排泄相關的問題，例如頻尿、殘尿、漏尿都是讓人很頭痛的毛病，但紅黑豆茶非常適合解決這類問題。

有些人可能會覺得：「喝水之後不是會常跑廁所嗎？這樣豈不是弄巧成拙？」但從中醫的角度來看，紅黑豆茶是解決排尿問題的法寶。

自古以來，紅豆與黑豆就是中醫的藥材之一，都有「照顧脾胃（胃腸）」的效果。尤其紅豆有顧脾胃的效果，黑豆則有補腎氣的效果。

這裡說的脾胃或是腎，都屬於東洋醫學的範疇，是身體的五臟（心、肝、脾、肺、腎）之一。

一旦五臟變弱，就會出現不適症狀與罹患疾病，所以東洋醫學會針對變弱的臟器，利用中藥補強，藉此消除症狀。

脾胃與腎都是與體內水分代謝、泌尿器官息息相關的臟器。「明明想尿尿，卻沒辦法順利排尿」、「明明沒什麼尿，將尿意傳至膀胱與大腦的神經卻變得很敏感，一直想上廁所」這些狀況都是水分代謝變差以及泌尿器官衰退的證明。

喝紅豆茶或黑豆茶都可以解決問題，但如果直接飲用紅黑豆茶，就

能利用紅豆調整脾胃，以及利用黑豆補足腎氣，進一步解決排尿的相關問題。

豆子擁有豐富的營養與生命力

從種植沒多久就會發芽這點來看，豆子的確是充滿了生命力，紅豆與黑豆也的確富含生活活動所需的營養素。除了三大營養素的糖質、脂質與蛋白質之外，還含有均衡的維生素與礦物質。

其中最值得一提的就是蘊藏在紅豆與黑豆外皮的紫青色色素成分。這種成分稱為花青素，也是一種多酚，更是能減緩老化速度的抗氧化成分。所謂的抗氧化成分就是讓植物免受紫外線傷害的成分，若是進入人體，就能去除讓細胞老化的活性氧。如果能在平常多攝取這種成分，將可有效預防全身的老化，也能預防傳達尿意的神經以及控制排泄的肌肉、臟器衰退，同時改善漏尿的問題。

漏尿的問題也與壓力有關，而紅黑豆茶的香氣成分能讓人放鬆，所以能間接紓緩漏尿的問題。每天喝500 mℓ，連續喝兩週的話，應該就能改善排尿方面的問題。為了改善體質，請大家務必持續飲用。

（田村哲彥）

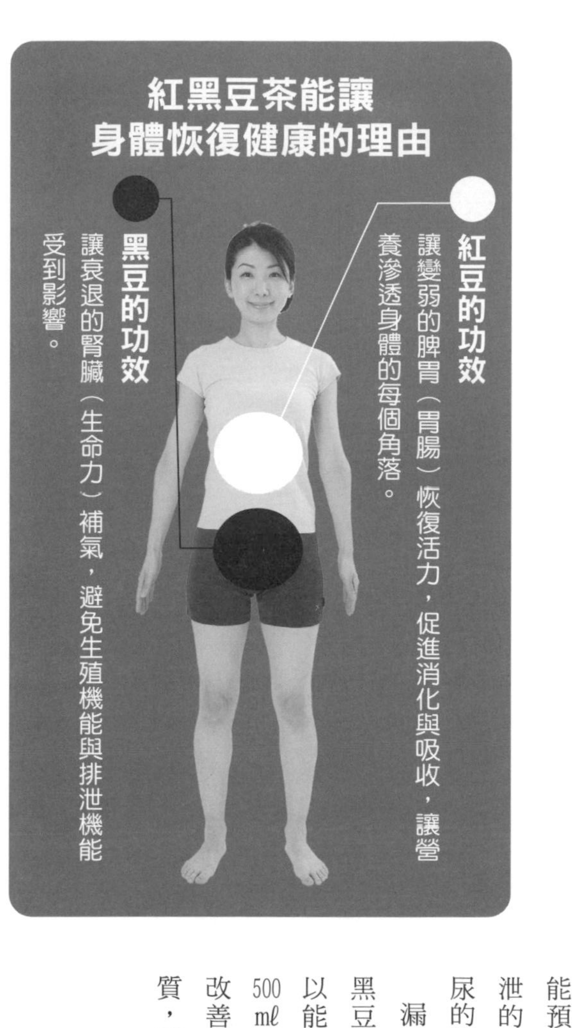

回答
田村哲彥　高野耕造　川嶋 朗

紅黑豆茶 Q&A

Q
我想多做一點放著，但能夠保存多久呢？

A　乾煎的豆子可放一週，茶水可放兩天。

如果要一次煮多一點備用，可讓經過乾煎的紅豆與黑豆先放涼，再倒入密封容器保存。在常溫之下可保存一週，若想延長保存時間，可如133頁的介紹，放入密封袋再冷凍，如此一來就能保存一個月左右。紅黑豆茶則應該放在冰箱冷藏。但不要一次煮太多，在兩天之內喝完為最佳。（田村）

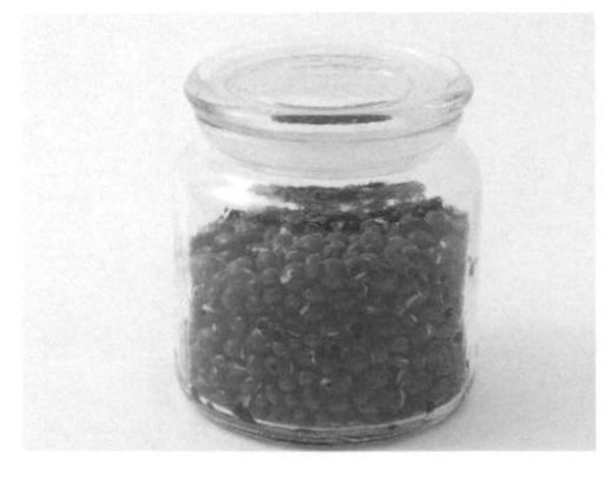

這個狀態可在常溫之下保存一週。

Q
該在什麼時候喝？一天喝多少呢？

A　隨時都可以喝，但晚上頻尿的人不要在睡前喝。

紅黑豆茶是解決排尿問題的茶飲，所以適度就好，不能喝太多。由於紅豆與黑豆是能穩定心神的藥材，不會有喝太多產生副作用的問題，不過，水喝太多，還是會出現頻尿或水腫的問題。只要喝一點就會有效果，所以一開始的三個月可將紅黑豆茶當成水喝，之後再降至早上喝一杯的頻率即可。

晚上頻尿的人盡可能不要在睡前喝，最好趁白天喝到足夠的量。（田村）

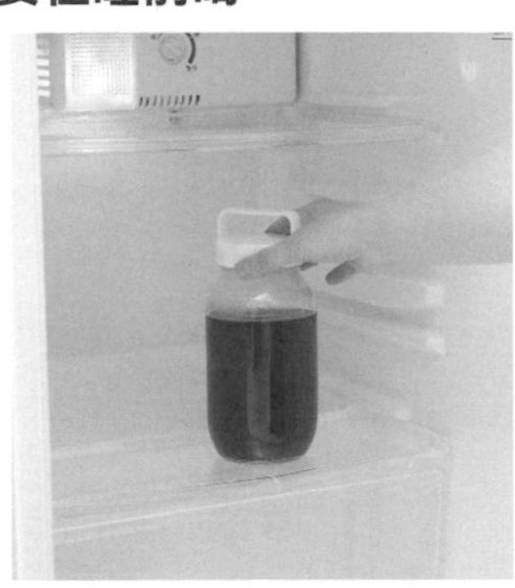

多餘的茶水可放到冰箱保存。要喝的時候可以重新加熱，也可以直接喝。

Q
有沒有什麼食品能強化紅黑豆茶的效果？

A　白天頻尿的人可以加薑。

白天頻尿的人，通常是因為覺得身體變冷而想上廁所，所以可利用薑促進血液循環，改善手腳冰冷的問題。依照個人口味在紅黑豆茶加入薑泥，應該就能讓身體變得暖烘烘。不過，光是紅黑豆茶就能有效解決頻尿與漏尿的問題，所以手邊若是沒有薑，直接飲用紅黑豆茶也沒問題。（高野）

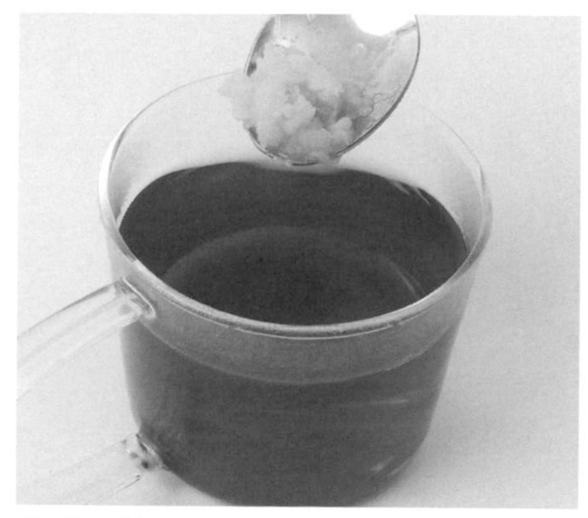

建議放入½茶匙的薑泥。

Q
覺得自己做很麻煩的話，該怎麼辦？

A　也可以改喝市售的茶。

乾煎豆子，倒進茶壺悶煮……如果覺得這個過程很麻煩，可去超市或是超商買紅豆茶與黑豆茶的粉末，或是直接買茶包，這些都是不錯的方法，紅豆顧脾胃與黑豆補腎氣的效果應該差不多。（田村）

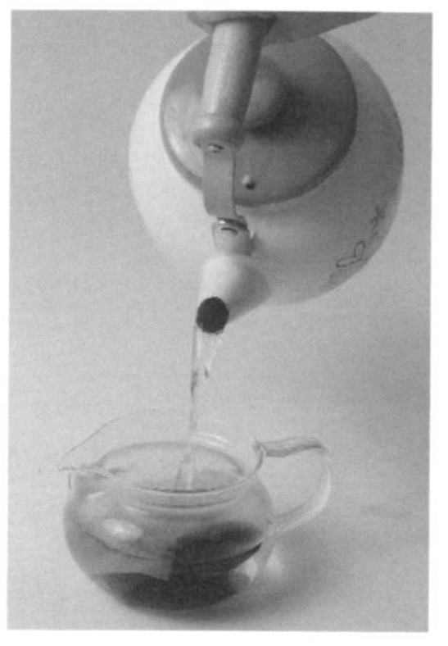

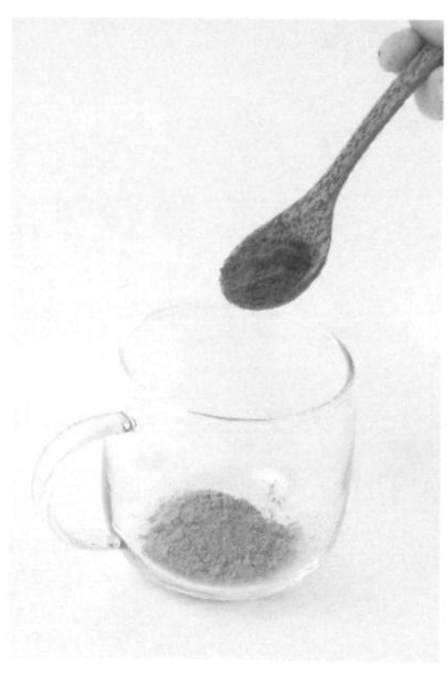

茶粉可依照包裝指示，以1比1的比例沖泡，茶包則可適度增加水量。

Q
喝多久會有效果？

A　快的話兩週就會有感覺。重點在於持續喝。

基本上，連續喝兩週紅黑豆茶，排水的感覺就會不一樣，相關的症狀也會變得不明顯才對。不過，每個人的情況不同，所以持續喝三個月為最佳。與其一口氣喝一大堆，養成喝紅黑豆茶的習慣才重要。（田村）

Q
有哪些人不能喝？

A　洗腎的人不能喝。

腎臟出問題，正在接受洗腎的人請不要喝紅黑豆茶。
鉀含量豐富的紅黑豆茶雖然能幫健康的人解決水腫與手腳冰冷的問題，但是需要洗腎的人不能攝取太多鉀與水分，否則身體反而會變差。

此外，有飲食限制的人、有老毛病的人、覺得喝了會有問題的人，都應該先諮詢主治醫師或是營養師。（川嶋）

Q
煮完紅黑豆茶的紅豆與黑豆能如何應用？

A　可加熱變軟，當成料理的食材使用。

很難從茶水攝取的膳食纖維可透過紅黑豆茶的茶渣，也就是紅豆與黑豆攝取。膳食纖維能抑制血糖上升，也能改善便祕的問題。

要注意的是，如果紅豆與黑豆沒煮透，有可能會吃壞肚子，所以建議大家先煮透、煮軟再吃。下一頁開始會介紹紅豆與黑豆的事前處理以及應用方法，還請大家參考看看。（田村）

完整攝取紅豆與黑豆的營養！

「紅黑豆茶」茶渣應用術

田村哲彥

煮完紅黑豆茶的紅豆與黑豆含有大量的膳食纖維。
若能與紅黑豆茶一併攝取，
就能進一步應用紅黑豆之力！

事前準備

煮完煮的紅豆與黑豆其實還沒煮透，直接吃的話，有可能會吃壞肚子。建議大家先煮軟煮透再當成料理的食材使用。大家不妨試著以下列的方法處理。

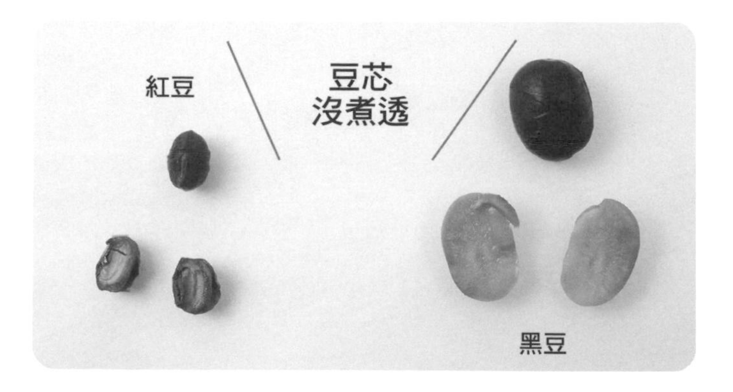

方法 1

繼續熬煮

將紅豆、黑豆與水倒入鍋中，再以中火加熱至沸騰，然後轉成小火，繼續煮20分鐘。由於紅豆不容易煮透，可切開確認裡面是不是還有白色的豆芯。

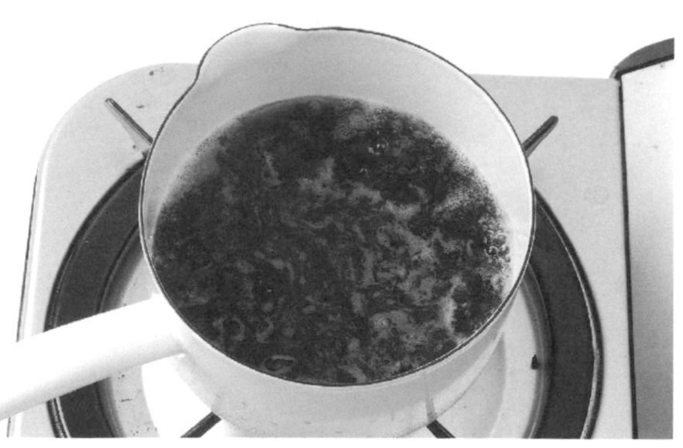

方法
2
利用保溫瓶料理

將紅豆與黑豆倒進有保溫功能的保溫瓶，再倒入熱水，然後靜置六小時即可。重點在於輕輕地搖晃保溫瓶，然後讓保溫瓶躺著放，以便每一顆紅豆與黑豆都能泡到熱水。

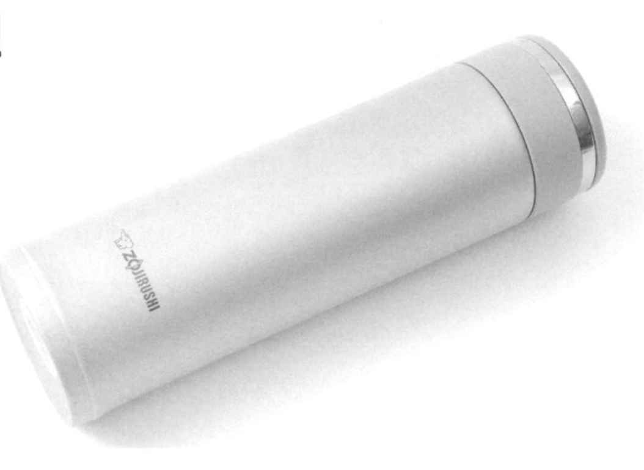

方法
3
電鍋

如果家裡沒有保溫瓶，可改用電鍋。將紅豆與黑豆倒入內鍋，再注入熱水，蓋上鍋蓋，按下保溫鍵，靜置六小時，應該就能將紅豆與黑豆煮到方便入口的硬度。

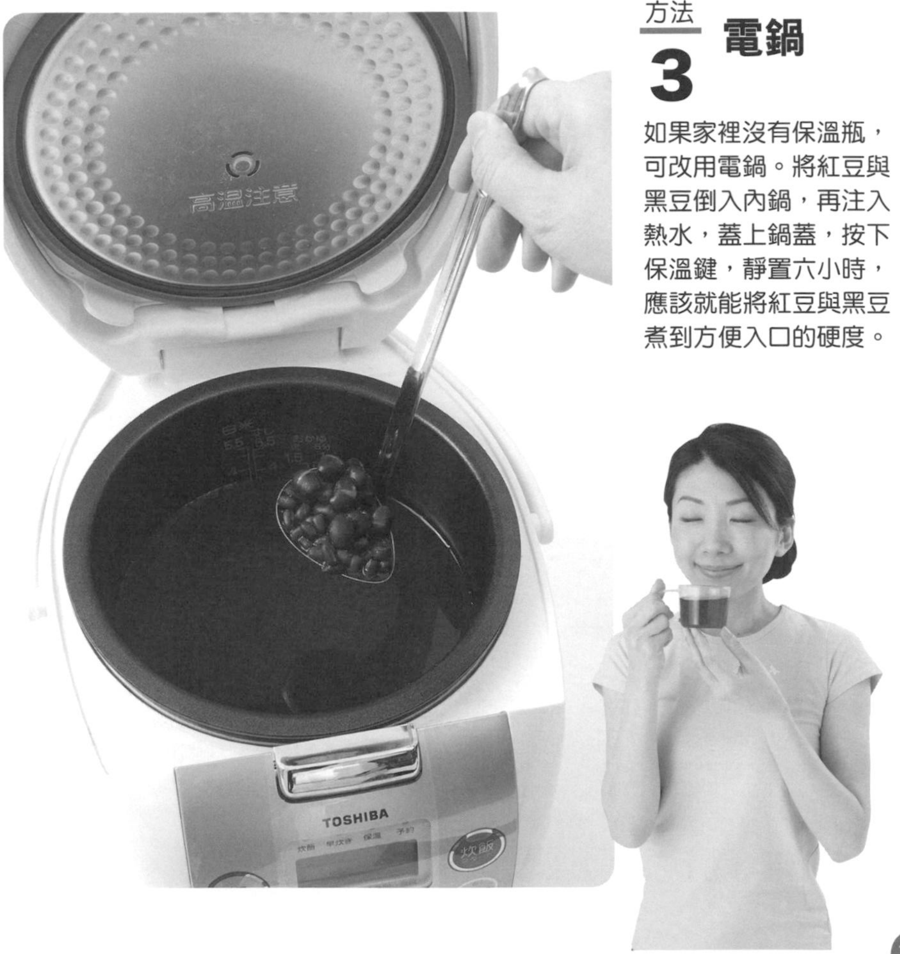

加進咖哩

將紅豆與黑豆加進常見的咖哩，就能快速做出印度風味的咖哩。

而且只需要加一點點就能提升口感。

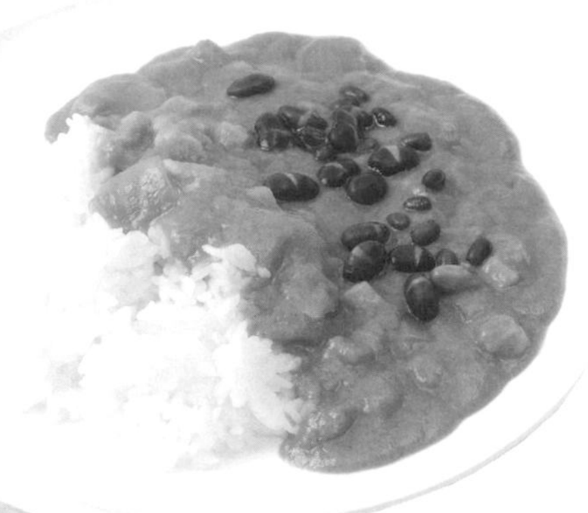

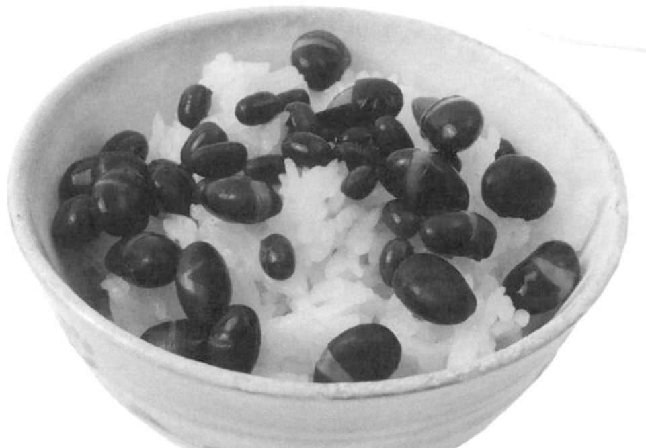

加進白飯

與白飯或糙米飯拌在一起，就是美味的紅黑豆飯。攝取富含膳食纖維的紅豆與黑豆能減緩白米的醣質的吸收速度。

加進湯裡

可加在馬鈴薯濃湯或是玉米濃湯、中式濃湯，做成味道更有層次的湯品。也可以當成味噌湯的湯料使用，一嘗新鮮的美味。

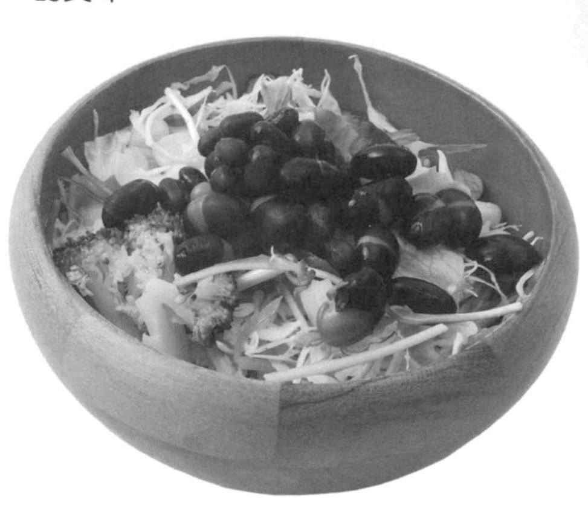

加進沙拉

光是加在生菜沙拉裡面，就能做出口感豐富的豆類沙拉。也可以與馬鈴薯沙拉拌在一起享用。

料理索引

索引

★本書內容為日本《健康》雜誌專文，經重新編輯後輯成。

★為了呈現多元觀點的資訊，某些文章對特定事項的看法會有所不同，請多多見諒。

★本書介紹的方法效果因人而異，如嘗試後出現過敏或異常情況，請立刻停止。

★目前正接受治療的人，請先行向主治醫師諮詢詳細建議。

Staff
裝幀／永井秀之
內文設計／高橋秀哉　高橋芳枝
內文插畫／高橋枝里
編輯協力／日下部和恵　吉田　宏
營養計算／田村香苗
責任編輯／田川哲史（主婦の友社）　長岡春夫

結石・胆石「体の石」を自分で防ぐ、治す最善の知恵とコツ

預防結石，從日常生活做起

出　　版／楓葉社文化事業有限公司
地　　址／新北市板橋區信義路163巷3號10樓
郵政劃撥／19907596　楓書坊文化出版社
網　　址／www.maplebook.com.tw
電　　話／02-2957-6096
傳　　真／02-2957-6435
編　　著／主婦之友社
翻　　譯／許郁文
責任編輯／王綺
內文排版／洪浩剛
港澳經銷／泛華發行代理有限公司
定　　價／350元
初版日期／2023年6月

國家圖書館出版品預行編目資料

預防結石，從日常生活做起 / 主婦之友社作
; 許郁文譯. -- 初版. -- 新北市 : 楓葉社文化
事業有限公司, 2023.06　面；　公分

ISBN 978-986-370-540-6（平裝）

1. 膽結石 2. 尿結石 3. 健康飲食 4. 食譜

415.5382　　112004800